Raffinierte Xylit Rezepte zum Abnehmen

Zuckerfrei kochen, backen und im Handumdrehen schlank werden mit Birkenzucker. Inkl. Punkten und Nährwertangaben

Tanja Ludwig

Achtung, Gratis-Bonusheft!

Mit dem Kauf dieses Buches haben Sie ein kostenloses Bonusheft erworben. Dieses steht nur eine begrenzte Zeit zum Download zur Verfügung. Alle Informationen, wie Sie sich schnell das Gratis-Bonusheft sichern können, finden Sie am Ende dieses Buches.

Inhaltsverzeichnis

Einleitung

Wohl kaum ein Zuckeraustauschstoff erregt derart viel Aufmerksamkeit, wie sie Xylit zuteil wird. Obwohl Xylit unter all den Zuckeraustauschstoffen noch am besten erforscht ist, ist er allerdings in der Gesellschaft weiterhin nicht sonderlich bekannt. Denn ein Zuckerersatz, der eine derartige Süßkraft hat, viele positive Auswirkungen auf die Gesundheit haben kann und nur ca. die Hälfte der Kalorien des Zuckers hat, müsste eigentlich äußerst beliebt sein.

Anscheinend haben Sie dem Großteil der Gesellschaft etwas voraus. Ansonsten würden Sie nicht dieses Kochbuch lesen, um mit 80 verschiedenen Rezepten tief in die Kunst des Kochens und Backens mit Xylit einzutauchen. Und eines ist gewiss: Dieses Kochbuch wird halten, was es verspricht und Ihnen eine enorme Vielfalt an Rezepten aus verschiedensten Kategorien bieten. Doch machen wir uns zunächst mit dem Zuckeraustauschstoff Xylit näher bekannt, damit Sie genau erfahren, worin seine Vorteile liegen …

Xylit enthält wesentlich weniger Kalorien als Zucker. Fallen auf den Zucker 4,3 Kilokalorien pro Gramm, sind es beim Xylit lediglich 2,4 Kilokalorien. Doch darin verbirgt sich nur einer seiner vielen Trümpfe. Denn erwiesenermaßen hat Zucker den Nachteil, den Blutzuckerspiegel rasch zu erhöhen. Verantwortlich hierfür zeichnet die direkte Aufnahme ins Blut aufgrund der einfachen Struktur. Xylit wiederum wird als komplexes Kohlenhydrat verdaut, was bedeutet: Keine plötzliche Erhöhung des Blutzuckerspiegels. Da der Blutzuckerspiegel nicht plötzlich ansteigt, bleiben ebenso ein rascher Abfall des Blutzuckers und daraus folgende Heißhungerattacken aus.

Weitere gesundheitliche Vorteile von Xylit können sein:

- ▶ Schutz gegen Knochenerkrankungen

- ▶ Vorbeugung von Mittelohrentzündungen

- ▶ Optimierung des Immunsystems

Die Betonung liegt auf „können". Die genannten Wirkungen sind nicht sicher belegt, aber Xylit wird so intensiv wie kein anderer Zuckeraustauschstoff erforscht. Besondere Bekanntheit erlangte im Rahmen der Forschungen die Tatsache, dass die Bakterien im Mundraum Xylit im Gegensatz zu Zucker nicht abbauen können. So wird Karies vorgebeugt.

Der Nutzen für Sie ist unbestreitbar. Sie profitieren im Vergleich zum Zuckerkonsum auf vielfache Weise. Das einzige, was Sie tun müssen, ist: Zucker durch Xylit ersetzen! Da dies in der Praxis aber nicht immer so einfach ist, haben Sie als eine speziell präparierte Hilfe dieses Xylit-Kochbuch vor sich liegen. Sie werden bei den ersten Rezepten merken, dass Xylit auf eine andere Weise als Zucker süßt. Man verspürt im Nachhinein einen leichten kühlenden Nacheffekt, wobei einige Personen den Unterschied kaum wahrnehmen. Wie auch immer es bei Ihnen sein wird: Begegnen Sie dem Experiment „Kochen und Backen mit Xylit" offen, ist davon auszugehen, dass Sie sich schnell an die neue Süße gewöhnen werden und endlich Süßes essen dürfen, ohne ein schlechtes Gewissen haben zu müssen. Da die Rezepte dennoch Kalorien enthalten, ist darauf zu achten, dass Sie den Konsum in einem gesunden Rahmen halten. Als Hilfe zur Einschätzung stehen oberhalb der Zutatenlisten Kalorienangaben, die sich auf eine Portion beziehen.

Sie werden erstaunt sein, in wie vielen Anwendungsbereichen Xylit den Zucker adäquat ersetzen kann. Sogar gewöhnliche Gerichte bzw. Tagesmahlzeiten – also Frühstück, Mittagessen und Abendessen – sind mit Xylit problemlos süßbar.

Ebenso stattet Sie dieses Kochbuch mit Alternativen zu zuckerreichen Ketchups, Saucen und weiteren Fertigprodukten aus. Natürlich erwartet Sie zudem eine große Auswahl an Torten, Kuchen, verschiedensten Backwaren, Brownies, Desserts und vielem mehr – verwirklichen Sie sich selbst mit der faszinierenden Wirkung des Xylits!
Alles in allem eignet sich dieses Kochbuch für Sie, falls Sie ...

- ▶ Ihrer Gesundheit zuliebe den Zuckerkonsum senken

- ▶ einfach etwas Neues in der Küche ausprobieren

- ▶ Ihr Gewicht reduzieren und in Form kommen

- ▶ den Zuckerersatz Xylit im Praxiseinsatz näher kennenlernen

- ▶ andere Personen mit kreativen und abwechslungsreichen Kreationen überraschen ... **möchten!**

Die Rezepte wurden so zusammengestellt, dass Sie möglichst jedem Geschmack gerecht werden. Vieles hängt von Ihren Fähigkeiten in der Küche ab, allerdings ist Backen und Kochen denkbar einfach, sobald die grundlegenden Dinge verstanden wurden. Bei alledem hilft Ihnen dieses Kochbuch.

Nun sind Sie Ihres Glückes Schmied!

Gemischte Speisen (Frühstück, Mittag- und Abendessen)

Womöglich sind Sie verwundert, dass der Zuckerersatzstoff Xylit in Kombination mit den täglichen Mahlzeiten genannt wird. Was gibt es denn für einen Grund, hier zu süßen? Schließlich bestreuen Sie das Steak in der Pfanne oder das Gemüse im Topf auch nicht mit Zucker … Wozu also ein Zuckerersatz im Zusammenhang mit den Tagesmahlzeiten bzw. -gerichten?

Die Vermutung, dass die Tagesmahlzeit ohne Zucker auskommt, ist nur bedingt berechtigt. Gehen wir hierzu vom Frühstück aus: Es werden vermehrt Brot und Brötchen sowie typische Frühstücksprodukte wie Müslis konsumiert. Diese haben aber einen hohen Zuckergehalt. In Bezug auf Backwaren und passende Aufstriche werden Ihnen die folgenden Kapitel noch reichlich leckere Hilfe in Form von Rezepten liefern. Frühstücksprodukte sind also schon einmal eine große Stolperfalle. Neben diesen sind es die Fertiggerichte, die immer mehr Personen aus Gründen des Zeitmangels kaufen. Glauben Sie, dass die Fertigsuppe von Maggi ohne Zucker auskommt? Eher weniger. Selbiges trifft auf diverse fertige Fleisch- und Gemüsegerichte zu. Mit Zucker ist es eben günstiger.

Mit diesem Kapitel beschreiten wir andere Wege! Sie erhalten zehn Rezepte mit auf den Weg, bei denen Sie merken werden, dass …

- ▶ die Gerichte auch ohne den schädlichen Zucker süß und lecker sind!

- ▶ das eigene Zubereiten von Gerichten schnell und gleichermaßen einfach funktioniert!

- ▶ es reichlich Ausweichmöglichkeiten zu Fertiggerichten gibt!

Verschaffen Sie sich neue Eindrücke der Frühstücks- und Salatwelten. Lernen Sie außerdem abwechslungsreiche Pfannengerichte und sogar die internationale Küche mit Xylit anstelle des Zuckers kennen. Sie können sich nicht mehr wegen der „bösen" Nahrungsmittelindustrie herausreden, sobald Sie durch die folgenden zehn Rezepte Ihren Blickwinkel ändern!

Himbeerjoghurt

Nährwerte pro Portion: 417 kcal, 39 g KH, 15 g EW, 22 g FE

Punkte pro Portion: 8

Zutaten für 1 Portion:

- 200 ml Wasser
- 80 g griechischer Joghurt, fettarm, 0,2 %
- 50 g Himbeeren
- 2 EL Leinsamen
- 2 EL Flohsamenschalen
- 2 EL Knuspermüsli, zuckerfrei
- 1 EL Xylit
- 1 EL Chiasamen

Zubereitung:

1. Als Erstes Leinsamen, Chiasamen und Flohsamen in einer Schüssel mit Wasser über Nacht quellen lassen.
2. Anschließend Joghurt und Xylit hinzugeben und untermengen.
3. Nun die Himbeeren in etwas Wasser kurz aufkochen und über den Joghurt geben.
4. Garniert wird das Ganze mit etwas Knuspermüsli.

Vanille-Porridge

Nährwerte pro Portion: 249 kcal, 33 g KH, 18 g EW, 4 g FE

Punkte pro Portion: 6

Zutaten für <u>2 Portionen:</u>

➢ 200 ml Mandelmilch, ungesüßt
➢ 70 g Haferflocken
➢ 2 EL Eiweißpulver, Vanille-Geschmack
➢ 1 EL Chiasamen
➢ 1 EL Xylit
➢ EL Himbeeren

Zubereitung:

1. Als Erstes einen Topf auf den Herd stellen und die Milch einfüllen. Eiweißpulver, Haferflocken, Chiasamen und Xylit hinzugeben und bei mittlerer Wärmezufuhr für 3-5 Minuten kochen. Dabei gelegentlich umrühren, damit nichts ansetzt.
2. Zum Schluss das fertige Porridge noch warm in zwei Schüsseln füllen und mit den Himbeeren garnieren.

Apfel-Zimt-Porridge

Nährwerte pro Portion: 141 kcal, 27 g KH, 4 g EW, 2 g FE

Punkte pro Portion: 6

Zutaten für 2 Portionen:

- 50 g Haferflocken, zart
- 200 ml kochendes Wasser
- 100 ml Mandelmilch
- 2 EL Apfelwürfel, getrocknet
- 1 Msp. Zimt
- 1 EL Xylit
- nach Belieben Bourbon-Vanille
- 1 Prise Meersalz
- 1 EL Himbeeren
- 1 EL Granatapfelkerne

Zubereitung:

1. Zunächst einen Topf auf den Herd stellen und Haferflocken, Zimt, Vanille, Xylit, Salz und Apfelwürfel hineingeben. Mit dem heißen Wasser übergießen und bei mittlerer Wärmezufuhr aufkochen lassen.
2. Sobald die Masse zu kochen beginnt, nach und nach die Milch hinzugeben und unterrühren, bis die Masse eine breiige Konsistenz hat. Den Topf vom Herd nehmen und kurz quellen lassen.
3. Währenddessen die Toppings (Himbeeren, Granatapfelkerne) vorbereiten.
4. Zum Schluss das Porridge in eine Schüssel geben, mit den Toppings garnieren und fertig ist das winterliche Frühstück.

Kohlrabipfanne

Nährwerte pro Portion: 234 kcal, 8 g KH, 3 g EW, 20 g FE

Punkte pro Portion: 9

Zutaten für <u>3 Portionen:</u>

➢ 4 Kohlrabi
➢ 50 g Butter
➢ ½ Becher Cremefine
➢ 1 EL Xylit
➢ 1 TL Salz
➢ Pfeffer
➢ jeweils einen Stiel Dill, Schnittlauch und Petersilie

Zubereitung:

1. Als Erstes werden die Kohlrabi geschält und in dünne Scheiben gehobelt.
2. Die Kohlrabi anschließend in eine Pfanne schichten und zwischendurch immer wieder mit Salz und Xylit würzen. Zum Schluss den Deckel auf die Pfanne setzen und alles für 15 Minuten ziehen lassen.
3. Anschließend die Butter in die Pfanne geben und alles bei niedriger Wärmezufuhr solange erhitzen, bis die Kohlrabi bissfest gegart sind.
4. In der Zwischenzeit die Kräuter fein hacken.
5. Zum Verfeinern wird zum Schluss die Sahne eingerührt und alles mit Pfeffer, Dill, Petersilie und Schnittlauch abgeschmeckt.

Currywurstsuppe

Nährwerte pro Portion: 576 kcal, 18 g KH, 22 g EW, 44 g FE

Punkte pro Portion: 11

Zutaten für 5 Portionen:

➢ 5 Bratwürste
➢ 1 Dose stückige Tomaten
➢ 1 Paprika, rot
➢ 1 Zwiebel
➢ 200 ml Gemüsebrühe
➢ 20 g Margarine
➢ 3 TL Currypulver
➢ 2 EL Xylit

Zubereitung:

1. Zunächst die Paprika putzen, entkernen und in kleine Würfel schneiden. Die Zwiebel schälen und hacken. Die Bratwürste in Scheiben schneiden.
2. Die Margarine in einen Topf geben und schmelzen lassen. Bratwürste und Zwiebeln darin anbraten. Kurz bevor die Bratwürste gar sind, die Paprika hinzugeben und mitbraten.
3. Nun alles mit der Gemüsebrühe und den Tomaten ablöschen und das Xylit einrühren.
4. Alles für 5-10 Minuten köcheln lassen und mit Curry abschmecken.

Avocado-Erdbeer-Salat

Nährwerte pro Portion: 619 kcal, 7,1 g KH, 13,1 g EW, 58,4 g FE

Punkte pro Portion: 11

Zutaten für <u>1 Portion:</u>

➢ ½ Avocado
➢ 100 g Erdbeeren
➢ 60 g Mozzarella
➢ 3 EL Olivenöl
➢ 5 g Xylit
➢ 1 EL Weißweinessig
➢ 1 EL Basilikum
➢ 1 Msp. Pfeffer
➢ ½ TL Salz

Zubereitung:

1. Zunächst den Stein der Avocado entfernen und das Fruchtfleisch aus der Schale lösen. Dieses in dünne Scheiben schneiden.
2. Die Erdbeeren waschen, das Grün entfernen und die Erdbeeren vierteln.
3. Nun noch den Mozzarella in Scheiben schneiden und anschließend zusammen mit Avocado und Erdbeeren in eine Schüssel geben.
4. Für das Dressing Olivenöl, Essig, Xylit, Salz und Pfeffer in einem Rührgefäß miteinander vermischen und über den Salat geben. Den fertigen Salat mit Basilikum garnieren.

Mie-Nudel-Salat

Nährwerte pro Portion: 229 kcal, 21 g KH, 5 g EW, 13 g FE

Punkte pro Portion: 7

Zutaten für 6 Portionen:

➢ 500 g Spitzkohl
➢ 83 g Mie-Nudeln
➢ 50 ml Olivenöl
➢ 50 ml Kräuteressig
➢ 100 g Xylit
➢ 15 ml Sojasauce
➢ 10 g Sesam
➢ 50 g Mandeln, gehackt
➢ 1 TL Gemüsebrühe

Zubereitung:

1. Zunächst Essig, Gemüsebrühe, Sojasauce und Xylit in einen Topf geben, kurz aufkochen lassen und anschließend zur Seite stellen.
2. Wenn dieser Sud abgekühlt ist, wird nach und nach das Öl eingerührt und alles für 24 Stunden zum Ziehen zur Seite gestellt.
3. Am nächsten Tag die Nudeln zerkleinern und zusammen mit Sesam und Mandeln in einer Pfanne anrösten. Anschließend zur Seite stellen und abkühlen lassen.
4. In der Zwischenzeit den Spitzkohl kleinschneiden, putzen und in eine Schüssel geben. Nudeln, Sesam und Mandeln hinzugeben, vermischen und mit dem Dressing anmachen. Damit die Nudeln noch knackig sind, das Dressing erst kurz vor dem Servieren zum Salat geben.

Walnuss-Baguette

Nährwerte pro Portion: 55 kcal, 2 g KH, 2 g EW, 4 g FE

Punkte pro Portion: 4

Zutaten für <u>15 Portionen:</u>

➤ 25 g Butter
➤ 30 g Walnusskerne
➤ 1 Spitzpaprika, rot
➤ 1 Zwiebel
➤ 200 g Schmand
➤ 3 Eier
➤ 50 g Mandelmehl
➤ 25 g Haferkleie
➤ 1 TL Xylit
➤ 50 g Kokosmehl
➤ 1 TL Weinsteinbackpulver
➤ Salz

Zubereitung:

1. Als Erstes den Backofen auf 175 °C vorheizen und ein Backblech mit Backpapier auslegen.
2. Währenddessen die Paprika putzen, entkernen und würfeln. Die Zwiebel schälen und hacken.
3. Butter schmelzen lassen, am Besten in der Mikrowelle und zusammen mit Paprika, Zwiebel, Salz und 1 Prise Xylit vermengen. Die Mischung auf das Backblech geben und für 25 Minuten backen. Anschließend aus dem Backofen nehmen und auskühlen lassen.
4. In der Zwischenzeit die Walnüsse hacken und zusammen mit Schmand, Eiern, Backpulver, Xylit, 1 TL Salz, Haferkleie, Mandel- und Kokosmehl in eine Rührschüssel geben und alles gut miteinander verkneten. Sobald ein homogener Teig entstanden ist, das Gemüse hinzugeben und untermischen.
5. Den Teig anschließend für 5 Minuten gehen lassen und danach mit angefeuchteten Händen zu zwei Baguettes formen.
6. Die Baguettes auf ein mit Backpapier ausgelegtes Backblech legen und für 45 Minuten fertig backen.

Kaiserschmarrn

Nährwerte pro Portion: 228 kcal, 10 g KH, 19 g EW, 12 g FE

Punkte pro Portion: 3

Zutaten für 2 Portionen:

- 100 ml Milch, 0,1 % Fett
- 35 g Sojamehl
- 30 g Proteinpulver
- 1 EL Xylit
- 2 Eier

Zubereitung:

1. Als Erstes werden die Eier getrennt. Das Eiweiß in ein hohes Rührgefäß geben und mit dem Handrührgerät steif schlagen.
2. Das Eigelb zusammen mit dem Xylit in eine Rührschüssel geben und schaumig schlagen. Milch, Mehl und Proteinpulver hinzugeben und gut vermischen. Zum Schluss noch den Eischnee vorsichtig unterheben.
3. Eine Pfanne bei mittlerer Wärmezufuhr erhitzen und den Teig darin von beiden Seiten goldgelb ausbacken. Zum Schluss noch mit zwei Esslöffeln zerrupfen und auf Tellern angerichtet servieren.

Gurkensalat

Nährwerte pro Portion: 99 kcal, 4 g KH, 1 g EW, 9 g FE

Punkte pro Portion: 3

Zutaten für 3 Portionen:

➢ 400 g Salatgurke
➢ 30 g Olivenöl
➢ 12 g Zitronensaft
➢ 5 g Xylit
➢ 1 Prise Pfeffer
➢ 1 Prise Piment d'Espelette

Zubereitung:

1. Die Gurke gut waschen und mit einem Sparschäler in dünne „Nudeln" schneiden. Diese in eine Schüssel geben und mit Salz würzen. Für 15 Minuten stehen lassen. Das Salz entzieht der Gurke das Wasser, so wird der Salat nicht zu wässrig.
2. In der Zwischenzeit Öl, Zitronensaft, Xylit, Pfeffer und Piment d'Espelette in eine Schüssel geben und verrühren.
3. Nun noch das Wasser der Gurken abgießen und den Salat mit dem Dressing anmachen.

Backwaren

Alles, was Sie an Zuckerhaltigem aus den Bäckereien kennen, geht auch ohne. Dementsprechend gesundheitlich von hohem Wert sind die Rezepte für Backwaren – Brot und Brötchen sind in diesem Kapitel gemeint – in den folgenden Abschnitten. Anstelle am Morgen und am Abend belegtes Brot bzw. belegte Brötchen mit einem hohen Zuckergehalt zu verspeisen, offeriert Ihnen Xylit die Möglichkeiten, an einer wichtigen Stelle Kalorien einzusparen.

Konkret hält dieses Kapitel für Sie fünf Rezepte parat, von denen zwei sich ähneln: Hier geht es um Quarkbrot und Quarkbrötchen. Da Quarkgebäck aufgrund des hochwertigen Eiweißes und Kaseins für den Körper als Baustoff immer zu begrüßen ist, sind diese Rezepte besonders angeraten. Ansonsten erwarten Sie mit dem Nussbrot und Leinsamenbrot sowie den Sesambrötchen ausgefallenere Arten von Backwaren, da die folgenden Rezepte ganz unter dem Motto stehen: Alles, was mit Zucker geht, geht auch mit Xylit – nur besser!

Fühlen Sie sich in diesem Sinne animiert, dieses Kapitel als einen von vielen Anreizen wahrzunehmen, der Ihnen eine Richtung weist, in der Sie künftig selbstständig weiter experimentieren werden: Leckere Backwaren mit Xylit statt Zucker!

Nussbrot

Nährwerte pro Portion: 262 kcal, 20 g KH, 4 g EW, 18 g FE

Punkte pro Portion: 8

Zutaten für <u>15 Portionen:</u>

- ➢ 300 g Zucchini
- ➢ 100 g Walnusskerne
- ➢ 3 Eier
- ➢ 275 g Mehl
- ➢ 200 ml Sonnenblumenöl
- ➢ 200 g Xylit
- ➢ 2 Prisen Salz
- ➢ 1 TL Backpulver
- ➢ 1 TL Zimt
- ➢ 1 Prise Muskat
- ➢ 1 Prise Koriander

Zubereitung:

1. Zunächst den Backofen auf 180 °C vorheizen und eine Kastenform mit Backpapier auslegen.
2. Anschließend die Zucchini waschen. 50 g der Zucchini mit einem Sparschäler in Streifen schneiden und den Rest fein reiben.
3. Die Walnüsse hacken und zusammen mit Mehl, Backpulver, Salz und Gewürzen in einer Schüssel vermengen.
4. Xylit und Eier in eine zweite Schüssel geben und schaumig schlagen. Nach und nach das Öl hinzufügen und die Mehlmischung zusammen mit den klein geriebenen Zucchinis untermengen.
5. Den Teig in die Kastenform füllen und für 60 Minuten auf mittlerer Schiene backen.
6. Zum Schluss das Brot aus der Kastenform lösen und abkühlen lassen.

Quarkbrot

Nährwerte pro Portion: 69 kcal, 9 g KH, 6 g EW, 1 g FE

Punkte pro Portion: 2

Zutaten für <u>15 Portionen:</u>

➢ 500 g Magerquark
➢ 150 g Haferflocken
➢ 30 g Xylit
➢ 20 g Quinoa
➢ 1 Pck. Backpulver
➢ 1 Prise Salz

Zubereitung:

1. Als Erstes den Backofen auf 220 °C vorheizen und eine Kastenform mit Backpapier auskleiden.
2. Alle Zutaten zusammen in eine Schüssel geben und mit dem Handrührgerät zu einem homogenen Teig verarbeiten.
3. Den Teig anschließend in die Kastenform füllen und für 30-40 Minuten auf mittlerer Schiene fertig backen.

Sesambrötchen

Nährwerte pro Portion: 182 kcal, 7 g KH, 16 g EW, 10 g FE

Punkte pro Portion: 6

Zutaten für <u>10 Portionen:</u>

- ➢ 400 g Quark, 20 %
- ➢ 150 g Leinsamenmehl
- ➢ 100 g Sesammehl
- ➢ 50 ml heißes Wasser
- ➢ 30 g Chiasamen
- ➢ 30 g Flohsamenschalen
- ➢ 5 Eier
- ➢ 2 TL Backpulver
- ➢ 1½ TL Brotgewürz
- ➢ 1½ TL Salz
- ➢ 2 EL Xylit
- ➢ etwas Sesam

Zubereitung:

1. Zunächst den Backofen auf 180 °C vorheizen und ein Backblech mit Backpapier auslegen.
2. Flohsamenschalen, Leinsamenmehl, Sesammehl, Backpulver, Brotgewürz, Xylit und Salz in eine Schüssel geben und vermengen.
3. In eine zweite Schüssel die Eier schlagen und diese zusammen mit dem Quark verquirlen.
4. Anschließend die Quarkmasse zum Mehlgemisch geben und alles gut verkneten. Das Wasser einrühren und nochmals alles gut verkneten.
5. Aus dem Teig 10 gleich große Teiglinge abstechen und mit feuchten Händen zu Brötchen formen. Diese auf das Backblech legen und mit einem feuchten Messer einschneiden.
6. Das Backblech für 50-60 Minuten in den Ofen stellen und die Brötchen fertig backen. Noch warm mit dem Sesam bestreuen.

Leinsamenbrot

Nährwerte pro Portion: 182 kcal, 7 g KH, 16 g EW, 10 g FE

Punkte pro Portion: 6

Zutaten für <u>10 Portionen:</u>

➢ 250 ml Wasser, lauwarm
➢ 165 g Leinsamen
➢ 33 g Flohsamenschalen
➢ 3 Eier
➢ 2 EL Xylit
➢ 2 TL Brotgewürz
➢ 2 TL Weinsteinbackpulver
➢ ½ TL Salz

Zubereitung:

1. Zunächst den Backofen auf 175 °C vorheizen und ein Backblech mit Backpapier auslegen.
2. Anschließend Leinsamenmehl, Xylit, Flohsamenschalen, Backpulver, Salz und Brotgewürz in eine Rührschüssel geben und vermischen.
3. Eier und Wasser hinzugeben und mit den Knethaken der Handrührmaschine zu einem homogenen Teig verarbeiten.
4. Den Teig im Anschluss zu einem Brotlaib formen und auf das Backblech legen. Die Oberseite mehrfach mit einem angefeuchteten Messer einschneiden.
5. Das Brot für 60 Minuten backen und vor dem Verzehr komplett auskühlen lassen.

Quarkbrötchen

Nährwerte pro Portion: 136 kcal, 8 g KH, 12 g EW, 6 g FE

Punkte pro Portion: 3

Zutaten für <u>12 Portionen:</u>

➢ 250 g Magerquark
➢ 120 g Xylit
➢ 6 Eier
➢ 300 ml Milch, 1,5 %, lauwarm
➢ 100 g Mandelmehl
➢ 100 g Bambusfasern
➢ 30 g Kokosmehl
➢ 30 g Flohsamenschalen
➢ ½ Würfel Hefe
➢ 1 Eigelb
➢ 1 Prise Salz
➢ 1 EL Mandelstifte

Zubereitung:

1. Den Backofen auf 160 °C vorheizen und ein Backblech mit Backpapier auslegen.
2. Anschließend die Milch in eine Schüssel geben und die Hefe darin auflösen.
3. Nun die Eier in eine zweite Schüssel schlagen und zusammen mit Quark und Xylit verquirlen.
4. In einer weiteren Schüssel Flohsamenschalenpulver, Mandelmehl, Kokosmehl und Bambusfasern vermischen.
5. Die Mehlmischung und das Quarkgemisch zur Hefe geben und alles zu einem homogenen Teig verkneten. Den Teig zudecken und an einem warmen Ort für 1 Stunde gehen lassen.
6. Nach Ende der Gehzeit den Teig nochmals durchkneten und in 12 gleich große Teiglinge teilen. Diese zu Brötchen formen und auf das Backblech legen.
7. Die Teiglinge mit dem Eigelb einstreichen und für 30 Minuten fertig backen.

Marmeladen und Gelees

Sagen Sie den Standard-Marmeladen, die Sie aus dem Supermarkt kennen, Lebewohl! Denn die folgenden fünf Rezepte eröffnen Ihnen Wege, die in Supermärkten selten gegangen werden:

- ▶ Von Orangengelees mit Kokos …

- ▶ über Erdbeeren in Kombination mit Mangos …

- ▶ bis hin zu Stachelbeeren als denkbar besondere Basis für Marmeladen!

Sie fühlen sich geschmacklich bei diesen Aufstrichen wie in einer anderen Welt? Dann ist das Ziel erreicht! Ist Ihnen diese Welt zu extravagant? Kein Problem, denn mit der allseits beliebten Erdbeermarmelade und dem Lemon Curd sind ebenso geläufige und geschmacklich risikofreie Arten von Aufstrichen in den fünf Rezepten dieses Kapitels inkludiert. Sie werden bei dem Ausprobieren der Rezepte ohnehin eines merken: Die Vorgehensweisen sind im Endeffekt nahezu immer gleich. Sobald Sie ein bis zwei Xylit-Marmeladen oder -Gelees beherrschen, werden Sie in der Lage sein, sich Ihre eigenen Rezepte mit Xylit zu erschließen. Von da an sind Ihrer Kreativität keine Grenzen mehr gesetzt.

Doch muss selbst die Marmelade ohne Zucker gemacht werden? Genügt es nicht bereits, wenn die Backwaren, Gerichte, Torten und Süßigkeiten auf Basis von Xylit zubereitet werden? Nun, lassen Sie es wie folgt formuliert sein: In Anbetracht der Tatsache, dass bereits mit einem Marmeladenaufstrich mehr als die Hälfte des täglich empfohlenen Maximalkonsums für Zucker erreicht wird, ist ein Ersatz der Marmelade durch selbstgemachte Aufstriche mit Xylit nur allzu empfehlenswert! Sie werden merken: Geschmacklich nach wie vor 1A, lassen sich die Xylit-Marmeladen sowie -Gelees einwandfrei als neue Aufstriche in die eigene Ernährung einbauen. Besonders vorteilhaft ist für Sie die Kombination mit den Xylit-Backwaren aus dem vorigen Kapitel. Durch beide Kapitel mit den insgesamt zehn Rezepten senken Sie bereits den Zuckerkonsum im Vergleich zu vorher beträchtlich. Also: Sparen Sie auch gerade bei den Aufstrichen nicht an Veränderungen. Die Transformation mit Xylit wird Ihnen große Vorteile bringen und obendrein geschmacklich neue Reize setzen!

Orangengelee mit Kokos

Nährwerte pro Portion: 159 kcal, 23 g KH, 2 g EW, 6 g FE

Punkte pro Portion: 3

Zutaten für 8 Portionen:

➢ 900 ml Orangensaft, frisch gepresst
➢ 250 g Xylit
➢ 200 ml Kokosmilch, fettreduziert
➢ 2 TL Agar-Agar

Zubereitung:

1. Für das Gelee alle Zutaten in einen Topf geben und bei hoher Wärmezufuhr aufkochen lassen. Anschließend die Wärme auf mittlere Stufe reduzieren und die Masse für 10 Minuten köcheln lassen. Dabei gelegentlich umrühren.
2. Geleegläser mit heißem Wasser ausspülen und das Gelee noch heiß einfüllen. Sofort verschließen. Die Geleemasse reicht für 7-8 Gläser mit einem Inhalt von 200 ml.

Erdbeer-Mango-Marmelade

Nährwerte pro Portion: 38 kcal, 9 g KH, 0 g EW, 0 g FE

Punkte pro Portion: 1

Zutaten für <u>20 Portionen:</u>

➤ 500 g Erdbeeren
➤ 300 g Geliermittel mit Xylit
➤ 100 g Mango, tiefgekühlt

Zubereitung:

1. Die Erdbeeren waschen, das Grün entfernen und in Würfel schneiden.
2. Anschließend die Erdbeerstückchen zusammen mit der Mango in einen Topf geben und pürieren.
3. Das Xylit-Geliermittel hineingeben, unterrühren und aufkochen lassen. Für 3 Minuten kochen.
4. Zum Schluss die Marmelade in heiß ausgespülte Gläser füllen und sofort verschließen.

Lemon Curd

Nährwerte pro Portion: 51 kcal, 4 g KH, 1 g EW, 4 g FE

Punkte pro Portion: 2

Zutaten für <u>20 Portionen:</u>

- ➢ 150 ml Zitronensaft, frisch gepresst
- ➢ Zitronenabrieb
- ➢ 150 g Xylit
- ➢ 65 g Butter
- ➢ 3 Eier
- ➢ 1 TL Maisstärke

Zubereitung:

1. Als Erstes den Zitronensaft in einen Topf geben und Zitronenabrieb, Eier, Xylit und Maisstärke hinzugeben. Alles gut vermischen und bei mittlerer Wärmezufuhr für 10 Minuten erhitzen. Dabei immer wieder umrühren. Ganz wichtig ist, dass die Masse nicht kocht!

2. Wenn das Lemon Curd nach 10 Minuten eine puddingähnliche Konsistenz hat, den Topf vom Herd nehmen und für 5 Minuten abkühlen lassen.

3. Anschließend die Butter hineingeben und verrühren, bis diese geschmolzen ist. Fertig ist das Lemon Curd. Dieses nur noch in die vorbereiteten Gläser füllen.

Erdbeermarmelade

Nährwerte pro Portion: 43 kcal, 9 g KH, 1 g EW, 0 g FE

Punkte pro Portion: 1

Zutaten für <u>10 Portionen:</u>

➤ 600 g Erdbeeren
➤ 120 g Xylit
➤ ½ TL Zitronensäure
➤ ½ Vanilleschote

Zubereitung:

1. Zuerst die Erdbeeren waschen, den Strunk entfernen und die Früchte halbieren.
2. Anschließend die Erdbeerhälften in einen Topf füllen und bei mittlerer Wärmezufuhr und unter ständigem Rühren erwärmen.
3. Nun Xylit und Zitronensäure einrühren und das Mark der Vanilleschote hinzugeben. Alles unter ständigem Rühren aufkochen lassen. Nach ca. 50 Minuten sollte die Marmelade genug eingedickt sein. Dies lässt sich mit der Gelierprobe am besten feststellen: Hierzu etwas von der Marmelade auf einen kalten Teller geben. Sollte die Konsistenz nach dem Abkühlen in Ordnung sein, ist die Probe positiv ausgefallen und die Marmelade kann in das vorbereitete Glas gefüllt werden.

Stachelbeermarmelade

Nährwerte pro Portion: 4 kcal, 1 g KH, 0 g EW, 0 g FE

Punkte pro Portion: 0

Zutaten für <u>125 Portionen:</u>

➢ 1000 g Stachelbeeren
➢ 330 g Gelier-Xylit, 3:1-Mischung

Zubereitung:

1. Zunächst die Stachelbeeren waschen und in einem Mixer pürieren.
2. Das Püree in einen Topf füllen und das Gelier-Xylit hinzugeben. Alles gut verrühren.
3. Nun die Marmelade für 5 Minuten köcheln lassen.
4. Zum Schluss die Marmelade in die vorbereiteten Gläser füllen. Die Marmelade hält sich, wenn man sie trocken und an einem dunklen Ort lagert, ca. 2 Jahre.

Donuts

Was darf es sein aus der berühmt-berüchtigten Kategorie der Donuts? Donuts mit Nüssen für den gesunden Knusper-Moment, Buttermilch-Donuts für den kleinen Schub Eiweiß oder sind Sie an einer sommerlich-karibischen Ausrichtung mit Kokos-Donuts interessiert?

Die folgenden fünf Rezepte setzen den kreativen Trend fort, dem die Donuts seit mittlerweile mehreren Jahren unterliegen. *Monkey Donuts* und *Happy Donutz* sind nur einige Beispiele für Unternehmen, die mit ihren Ständen an Hauptbahnhöfen und in Innenstädten die Massen anziehen. Sie bieten mit Kinder-Riegel-Donuts und Toffifee-Donuts eine Fusion aus bereits bekannten Süßwaren und dem heiß geliebten löchrigen Gebäck. Doch das Problem ist: Je köstlicher sie aussehen und je leckerer es bei den vielen Donut-Varianten wird, umso zucker- und fetthaltiger wird es. Dabei sind nicht nur der darin enthaltene Zucker, sondern auch die Fettsäuren keineswegs zuträglich für die menschliche Gesundheit.

Besser, Sie backen mit den fünf Rezepten aus diesem Kapitel Ihre eigenen, kalorienarmen Donuts. Natürlich erreichen Sie keine Vielfalt wie Sie sie in spezialisierten Läden bewundern können. Doch die fünf Rezepte bilden eine Basis, auf der Sie sich nach den ersten paar Übungen eigene Donut-Rezepturen erschließen können – mit Xylit anstelle von Zucker. Um Sie in Sachen Kreativität dennoch zu beeindrucken, bieten wir mit dem sogenannten Winter-Donut einen Hingucker, der aus einem umfangreichen und faszinierenden Mix aus Zutaten besteht.

Begeben Sie sich Schritt für Schritt auf die Spuren der kreativen Donut-Hersteller – nur mit Xylit und Ihrem eigenen Einfallsreichtum! Besser kann man sich in der Küche kaum selbst verwirklichen.

Nuss-Donuts

Nährwerte pro Portion: 112 kcal, 12 g KH, 4 g EW, 5 g FE

Punkte pro Portion: 2

Zutaten für 6 Portionen:

- ➢ 80 g Dinkelmehl
- ➢ 20 g Xylit
- ➢ 100 g griechischer Joghurt, fettarm, 0,2 %
- ➢ 30 g Nüsse, gerieben
- ➢ 2 Eier
- ➢ 1 TL Backpulver

Zubereitung:

1. Als Erstes wird der Backofen auf 180 °C vorgeheizt.
2. Anschließend alle Zutaten in eine Rührschüssel geben und mit dem Handrührgerät zu einem homogenen Teig verarbeiten.
3. Nun eine Donutform leicht einfetten und den Teig hineingeben. Für 20 Minuten in den Backofen stellen, dann sollten sie fertig sein. Am besten vorher die Stichprobe mit einem Holzstäbchen machen.
4. Zum Schluss die Donuts aus der Form stürzen und nach Belieben mit Zuckerguss (hier sollte das Verhältnis 50:1 sein, 50 g Xylit und 1 TL Wasser) oder Schokolade überziehen. Sie schmecken aber auch ohne Glasur sehr lecker.

Buttermilch-Donuts

Nährwerte pro Portion: 248 kcal, 33 g KH, 5 g EW, 10 g FE

Punkte pro Portion: 8

Zutaten für <u>6 Portionen:</u>

- 225 g Dinkelmehl
- 70 g Xylit
- 40 g Sonnenblumenöl
- 150 g Buttermilch
- 1 Ei
- 3 TL Weinsteinbackpulver
- 15 g Kokosöl
- 1 Msp. gemahlene Vanille
- 1 Msp. Zimt
- 1 Prise Salz

Zubereitung:

1. Zunächst den Backofen auf 185 °C vorheizen und eine Donutform leicht einfetten.
2. Währenddessen Xylit, Ei, Vanille und Zimt in eine Rührschüssel geben und schaumig schlagen.
3. Anschließend die restlichen Zutaten hinzufügen und alles zu einem homogenen Teig verkneten. Diesen in die vorbereiteten Donutformen füllen.
4. Die Donuts im Ofen für 20-25 Minuten auf mittlerer Schiene ausbacken. Etwas abkühlen lassen und aus der Form lösen.
5. Auch hier kann der Zuckerguss mit einer Mischung von 50:1 zubereitet und über die ausgekühlten Donuts gegeben werden. Wer es bunt mag, fügt zum Zuckerguss etwas Lebensmittelfarbe hinzu.

Schoko-Nuss-Donuts

Nährwerte pro Portion: 190 kcal, 9 g KH, 7 g EW, 13 g FE

Punkte pro Portion: 6

Zutaten für 6 Portionen:

➢ 100 g Magerquark
➢ 20 g Xylit
➢ 30 g Nüsse, gemahlen
➢ 2 Eier
➢ 70 g Xucker Chocolate Drops
➢ 50 g Haselnüsse, gehackt

Zubereitung:

1. Als Erstes wird der Backofen auf 180 °C vorgeheizt und eine Donutform leicht eingefettet.
2. Anschließend das Xylit mit den Nüssen in eine Rührschüssel geben und vermengen.
3. Nun Quark und Eier hinzufügen und alles gut miteinander verkneten.
4. Den Teig in die vorbereitete Donutform füllen und für 20 Minuten ausbacken.
5. Die Donuts auskühlen lassen und aus der Form lösen.
6. In der Zwischenzeit die Schokolade über einem Wasserbad schmelzen und damit die Donuts einstreichen. Mit den Haselnüssen bestreuen und fertig sind die leckeren Donuts.

Kokos-Donuts

Nährwerte pro Portion: 135 kcal, 1 g KH, 5 g EW, 11 g FE

Punkte pro Portion: 5

Zutaten für <u>12 Portionen:</u>

- 80 g Xylit
- 80 g Goldleinsamen
- 40 g Kokosmehl
- 4 Eier
- 100 g Butter, weich
- 2 TL Backpulver

Zubereitung:

1. Als Erstes wird der Backofen auf 180 °C vorgeheizt und eine Donutform leicht eingefettet.
2. Währenddessen die Goldleinsamen in einen Mixer geben und mahlen. Zusammen mit Xylit, Backpulver und Kokosmehl in eine Rührschüssel geben und vermischen.
3. Anschließend Butter und Eier hinzufügen und alles zu einem homogenen Teig verarbeiten.
4. Den Teig in die vorbereitete Donutform füllen und für 20-25 Minuten ausbacken.
5. Die Donuts auskühlen lassen und aus der Form lösen. Nach Belieben verzieren.

Winter-Donuts

Nährwerte pro Portion: 229 kcal, 30 g KH, 7 g EW, 9 g FE

Punkte pro Portion: 6

Zutaten für 6 Portionen:

- 120 g Reismehl
- 150 g Karotten, gerieben
- 80 ml Kokosmilch, fettreduziert
- 60 g Xylit
- 60 g Mandelmehl
- 30 g Speisestärke
- 50 g Erythrit
- 2 EL Zitronensaft
- 2 EL Nussmus

- 2 EL Pflanzenmilch
- 1 Chia-Ei (1 EL Chiasamen und 3 EL Wasser vermischen und 3 Minuten ziehen lassen)
- 1 TL Backpulver
- 1 TL Vanilleextrakt
- 1½ TL Zimt
- ¼ TL Piment
- 1/3 TL Ingwer, gemahlen
- gehackte Nüsse

Zubereitung:

1. Zunächst Reismehl, Speisestärke, Xylit, Mandelmehl, Backpulver, Zimt, Ingwer und Piment in eine Schüssel geben und vermengen.
2. Anschließend Karotten, Kokosmilch, Melasse, Zitronensaft, Vanilleextrakt und das Chia-Ei hinzufügen und mit einem Handrührgerät zu einem homogenen Teig verarbeiten.
3. Den Teig in die vorher leicht eingefettete Donutform füllen und für 15-18 Minuten bei 190 °C ausbacken. Aus dem Ofen nehmen, abkühlen lassen und aus der Form lösen.
4. In der Zwischenzeit Erythrit in einen Mixer geben und pulverisieren. Nussmus und Pflanzenmilch hinzugeben und mit einem Schneebesen verrühren.
5. Zum Schluss die Glasur auf die ausgekühlten Donuts geben und mit den gehackten Nüssen bestreuen.

Kekse, Plätzchen und Co.

In diesem Kapitel liegt die Entscheidung ganz bei Ihnen, ob Sie sich den orientalischen, italienischen oder karibischen Touch holen: Von Sesamtalern über Cantuccini bis hin zu Kokosbällen sind Sie vielfältig versorgt. Dabei gibt es Sesamtaler sehr wohl in deutschen und orientalischen Geschäften. Doch allem voran im Orient ist eine starke Süßung mit Zucker gang und gäbe. Sollte in Ihnen also eine Begeisterung für Sesam schlummern, dann werden Sie nun seine Verwendung auf ganz neue Art kennenlernen – in Talerform mit Xylit! Ebenso werden die allseits bekannten Cantuccini, die fast schon ein Muss zum Kaffee und Tee sind, in eine andere geschmackliche Liga vorstoßen. Bei den Cantuccini handelt es sich um die kleinen halbrunden Kekse, die es in nahezu jedem Café zusätzlich zum Heißgetränk gibt.

Doch mit den genannten drei Sorten Kekse sind wir noch lange nicht am Ende. Denn neben Sesamtalern, Cantuccini und Kokosbällen wird der Bedarf an Cookies mit zwei Rezepten abgedeckt. Zudem weihnachtet es sehr: Vanillekipferl, Marzipankartoffeln und Zimtsterne sind das perfekte Gebäck für die besinnliche Zeit!

Das Kleingebäck aus den genannten Rezepten lässt sich außerdem gut in Tüten oder Dosen verpacken und überallhin mitnehmen. Haben Sie also Lust, unterwegs zu naschen oder zu Einladungen bei Freunden und Verwandten mit ungewöhnlichen und kalorienarmen Leckereien aufzutauchen, dann sind Sie hier richtig.

10 Rezepte – 10 weitere Wege, sich Xylit geschmacklich zu erschließen – 10 Gründe, dieses Kapitel intensiv zu studieren – 10 Mal der pure Genuss!

Kokosbälle

Nährwerte pro Portion: 27 kcal, 2 g KH, 3 g EW, 1 g FE

Punkte pro Portion: 1

Zutaten für <u>20 Portionen:</u>

- ➤ 250 g Frischkäse, fettarm
- ➤ 30 g Mandelmehl
- ➤ 25 g Xylit
- ➤ 20 g Kokosmehl
- ➤ 20 g Kokosflocken
- ➤ 3 Tropfen Vanillearoma
- ➤ 15 g Proteinpulver, Vanille-Geschmack

Zubereitung:

1. Zunächst den Frischkäse zusammen mit Xylit, Kokosmehl, Mandelmehl, Proteinpulver und der Hälfte der Kokosflocken in eine Schüssel geben und vermengen.
2. Aus dem Teig mit feuchten Händen kleine Bällchen formen und diese in den restlichen Kokosflocken wälzen.
3. Die Bällchen vor dem Servieren im Kühlschrank aufbewahren, so werden sie etwas fester.

Schoko-Cookies

Nährwerte pro Portion: 98 kcal, 14 g KH, 1 g EW, 4 g FE

Punkte pro Portion: 5

Zutaten für 9 Portionen:
- 80 g Dinkelmehl
- 60 ml Pflanzendrink
- 30 g Xylit
- 2 EL Kokosöl, flüssig
- 1 EL Agavendicksaft
- 1 TL Backpulver
- ½ TL Zimt
- ½ Banane, püriert
- ½ Tafel Zartbitterschokolade

Zubereitung:

1. Zunächst den Backofen auf 200 °C vorheizen und ein Backblech mit Backpapier auslegen.
2. Nun die Schokolade hacken.
3. Alle Zutaten, bis auf die Schokolade, in eine Rührschüssel geben und vermischen.
4. Anschließend die Schokolade unter den Teig heben und aus diesem mit einem Löffel 9 Portionen abstechen und mit den Händen zu Bällchen formen.
5. Die Bällchen auf das Backblech setzen, dabei auf genügend Abstand achten, mit dem Löffel etwas flachdrücken und für 10 Minuten backen.

Cantuccini

Nährwerte pro Portion: 76 kcal, 8 g KH, 2 g EW, 3 g FE

Punkte pro Portion: 2

Zutaten für 60-65 Portionen:

- ➢ 300 g Mandeln
- ➢ 300 g Xylit
- ➢ 500 g Weizenmehl
- ➢ 3 Eigelb
- ➢ 2 Eier
- ➢ 1 Zitrone, davon der Abrieb
- ➢ gemahlene Vanille
- ➢ ½ Pck. Backpulver
- ➢ 1 Prise Salz
- ➢ 1 verquirltes Ei

Zubereitung:

1. Zunächst den Backofen auf 140 °C vorheizen und ein Backblech mit Backpapier auslegen.
2. Die Mandeln auf das Blech legen und für 10 Minuten rösten. Anschließend auskühlen lassen.
3. In der Zwischenzeit Xylit, Eigelb, Eier, Vanille und Zitronenabrieb in eine Schüssel geben und schaumig schlagen.
4. Nun die Mandeln hacken und zum Teig geben. Vorsichtig unterheben.
5. Anschließend Mehl, Salz und Backpulver vermengen und zum Teig geben. Gut verkneten, bis ein fester Teig entstanden ist, der leicht bröselt.
6. Den Backofen nun auf 190 °C vorheizen und ein Backblech mit Backpapier auslegen.
7. Aus dem Teig 3-4 Rollen in der Länge des Backblechs formen und diese auf das Blech legen. Die Stangen mit dem verquirlten Ei einstreichen und für 20 Minuten backen.
8. Nach Ende der Backzeit die Stangen etwas auskühlen lassen und in ca. 2 cm dicke Scheiben schneiden.
9. Diese Scheiben nochmals auf das Backblech legen und für weitere 10 Minuten bei 170 °C fertig backen.

Vanillekipferl

Nährwerte pro Portion: 116 kcal, 8 g KH, 2 g EW, 8 g FE

Punkte pro Portion: 4

Zutaten für <u>30 Portionen:</u>

- ➢ 250 g Mehl
- ➢ 100 g Xylit
- ➢ 210 g Butter
- ➢ 100 g Mandeln, gerieben
- ➢ 2 Eigelb
- ➢ Mark einer Vanilleschote
- ➢ 50 g Xylit zum Wälzen

Zubereitung:

1. Zunächst die Butter in kleine Flocken schneiden und mit dem Mehl verkneten. Die restlichen Zutaten, bis auf die 50 g Xylit (zum Wälzen), hinzufügen und alles zu einem homogenen Teig verkneten.
2. Anschließend den Teig zu einer Kugel formen und in Frischhaltefolie eingewickelt für ca. 1 Stunde in den Kühlschrank legen.
3. Nun den Teig nochmal kurz durchkneten und kleine Kipferl daraus formen.
4. Die Kipferl auf ein mit Backpapier ausgelegtes Backblech legen und für 10 Minuten bei 200 °C fertig backen.
5. Zum Schluss die noch warmen Kipferl im Xylit wälzen. In einer Keksdose aufbewahrt halten sie sich einige Zeit und schmecken sogar noch besser, nachdem sie etwas gelegen haben.

Kokosmakronen

Nährwerte pro Portion: 140 kcal, 9 g KH, 2 g EW, 10 g FE

Punkte pro Portion: 7

Zutaten für <u>15 Portionen:</u>

- ➢ 250 g Xylit
- ➢ 250 g Kokosraspeln
- ➢ 4 Eiweiß
- ➢ 6 g Vanillearoma
- ➢ 15 Backoblaten (40 mm)

Zubereitung:

1. Den Backofen auf 150 °C vorheizen und ein Backblech mit Backpapier auslegen.
2. Anschließend das Eiweiß in ein hohes Rührgefäß geben und steif schlagen. Xylit, Vanillearoma und Kokosraspeln hinzugeben und vorsichtig unterrühren.
3. Nun 1 Teelöffel der Masse auf jeweils eine der Oblaten geben und auf das Backblech legen. Die Makronen für 25 Minuten backen und anschließend auskühlen lassen.

Butterplätzchen

Nährwerte pro Portion: 74 kcal, 2 g KH, 5 g EW, 5 g FE

Punkte pro Portion: 3

Zutaten für <u>30 Portionen:</u>

➢ 250 g Mandelmehl
➢ 140 g Butter
➢ 70 g Xylit
➢ 2 Eier
➢ 1 Schuss Milch, fettarm, 1,5 %

Zubereitung:

1. Als Erstes Eier, Mandelmehl, Butter und Xylit in eine Schüssel geben und verkneten. Sollte der Teig etwas bröselig sein, einfach einen Schuss Milch hinzugeben.
2. Den fertigen Teig zu einer Kugel formen und in Frischhaltefolie eingewickelt für 30 Minuten in den Kühlschrank legen.
3. Anschließend den Teig auf einer bemehlten Arbeitsfläche ausrollen und mit Förmchen ausstechen. Auf ein mit Backpapier ausgelegtes Backblech legen und für 12-15 Minuten bei 175 °C backen.

Hafer-Cookies

Nährwerte pro Portion: 136 kcal, 24 g KH, 3 g EW, 3 g FE

Punkte pro Portion: 3

Zutaten für <u>5 Portionen:</u>

➢ 70 g Haferflocken
➢ 2 Bananen
➢ 2 EL Vanille-Xylit
➢ eine Handvoll Xucker Chocolate Drops

Zubereitung:

1. Zunächst den Backofen auf 160 °C vorheizen und ein Backblech mit Backpapier auslegen.
2. Anschließend die Banane schälen, in Scheiben schneiden und mit Haferflocken vermengen.
3. Nun noch die Chocolate Drops und das Vanille-Xylit hinzugeben und untermischen.
4. Mit einem Teelöffel etwas Teig auf das Backblech legen, dabei darauf achten, dass die Teiglinge nicht zu nah aneinander liegen.
5. Die Cookies im Backofen für ca. 15 Minuten goldbraun backen.

Sesamtaler

Nährwerte pro Portion: 222 kcal, 6 g KH, 8 g EW, 18 g FE

Punkte pro Portion: 7

Zutaten für <u>9 Portionen:</u>

- ➢ 100 g Mandeln, gehackt
- ➢ 75 g Sonnenblumenkerne
- ➢ 75 g Sesam
- ➢ 60 g Xylit
- ➢ 50 g Haselnüsse, gehackt
- ➢ 2 Eiweiße

Zubereitung:

1. Zunächst den Backofen auf 150 °C vorheizen und ein Backblech mit Backpapier auslegen.
2. Nun die Eiweiße in ein hohes Rührgefäß geben und steif schlagen.
3. Die Mandeln mit Sonnenblumenkernen, Sesam und Haselnüssen vermengen und unter den Eischnee mischen.
4. Aus der Masse mit einem Teelöffel keine Klekse auf das Backblech geben und diese für 15 Minuten backen.

Marzipankartoffeln

Nährwerte pro Portion: 32 kcal, 0 g KH, 3 g EW, 2 g FE

Punkte pro Portion: 1

Zutaten für 30 Portionen:

- 150 g Mandelmehl
- 100 g Xylit
- 50 ml Wasser
- 50 g Butter
- 1 EL Rosenwasser
- 2 TL Backkakao

Zubereitung:

1. Als Erstes das Xylit im Mixer zu Puderzucker verarbeiten und mit dem Mandelmehl vermischen.
2. Die Butter in einen Topf geben und schmelzen.
3. Im Anschluss die geschmolzene Butter zusammen mit dem Rosenwasser und dem Wasser zum Mehlgemisch geben und verkneten.
4. Mit einem Teelöffel etwas von dem Teig abstechen und mit den Händen daraus jeweils eine Kugel formen.
5. Die fertigen Kugeln zum Schluss noch im Kakao wälzen und fertig sind die Marzipankugeln.

Zimtsterne

Nährwerte pro Portion: 30 kcal, 2 g KH, 1 g EW, 2 g FE

Punkte pro Portion: 2

Zutaten für <u>30 Portionen:</u>

➤ 125 g Xylit
➤ 100 g Mandeln, gemahlen
➤ 100 g Haselnüsse, gemahlen
➤ 2 Eiweiße
➤ 2 TL Zimt
➤ ½ TL Zitronensaft

Zubereitung:

1. Zunächst die Eiweiße in ein hohes Rührgefäß geben und steif schlagen. Xylit und Zitronensaft hinzugeben und nochmals steif schlagen. 3 EL des Eischnees abnehmen und zur Seite stellen.
2. Den restlichen Eischnee zusammen mit Mandeln, Haselnüssen und Zimt vorsichtig mischen.
3. Anschließend die Masse für 20 Minuten in den Kühlschrank stellen.
4. Währenddessen den Backofen auf 140 °C vorheizen und ein Backblech mit Backpapier auslegen.
5. Nun den Teig aus dem Kühlschrank nehmen und zwischen zwei Backpapierstücken flach ausrollen. Aus dem Teig Sterne ausstechen und diese auf das Backblech legen.
6. Die Sterne mit dem restlichen Eischnee einstreichen und für 12 Minuten auf der untersten Schiene im Backofen fertig backen.

Muffins

Um Ihnen etwas Erholung von den neuen Eindrücken und abwechslungsreichen Rezept-Kategorien zu verschaffen, dürfen Sie in der Muffin-Kategorie vertraute Wege einschlagen: Vom Erdbeer- über den Blaubeer- bis hin zum Apfel-Muffin wird es geschmacklich konservativer. Aber dieses Xylit-Kochbuch wäre nicht so verlockend und interessant, wenn es nicht in den zwei weiteren Rezepten dieses Kapitels von der Norm abweichen würde. So halten die Kombination aus Mandeln und Möhren in einem Rezept sowie von Matcha mit Himbeeren in einem anderen eine Überraschung für Sie bereit.

Falls Sie Matcha noch nicht kennen: Es handelt sich hierbei um eine Pflanze aus Japan, der eine gesundheitsfördernde Wirkung nachgesagt wird. Man findet heutzutage relativ viele Matcha-Tees, sogar beim Unternehmen *Starbucks* gibt es ein entsprechendes Angebot. Folglich war es nur allzu naheliegend, dass daraus auch ein leckerer Muffin gemacht werden muss. Zusammen mit Xylit ist dies geschmacklich ein Novum in der langen Historie der Muffins, die bis ins 19. Jahrhundert zurückreicht, als die *Muffin Men* auf den Straßen Großbritanniens mit dem Verkauf des Gebäcks zur *Tea Time* riefen.

Möchten Sie dieses Novum sowie die weiteren Muffins testen? Dann nichts wie ran an den Ofen!

Matcha-Himbeer-Muffins

Nährwerte pro Portion: 135 kcal, 24 g KH, 3 g EW, 3 g FE

Punkte pro Portion: 5

Zutaten für 12 Portionen:

- 300 g Dinkelmehl
- 100 g Xylit
- 200 ml Mandeldrink
- 200 g Himbeeren
- 3 EL flüssiges Kokosöl
- 1 EL Apfelessig
- 3 TL Matcha-Pulver
- 2 TL Backpulver
- 1 TL Natron
- ½ TL gemahlene Vanille
- 1 Prise Salz

Zubereitung:

1. Für den Teig zunächst Mehl, Natron, Xylit, Backpulver, Salz, Matcha-Pulver und Vanille in eine Rührschüssel geben und gut vermischen.
2. Anschließend Apfelessig, Mandelmilch und Kokosöl hinzufügen und alles miteinander verkneten.
3. Nun den Backofen auf 180 °C vorheizen und eine Muffinform leicht einfetten.
4. Den fertigen Teig in die vorbereitete Muffinform füllen. In jede Mulde 3-4 Himbeeren drücken und die Muffins für 20-30 Minuten fertig backen.

Erdbeer-Muffins

Nährwerte pro Portion: 224 kcal, 11 g KH, 8 g EW, 16 g FE

Punkte pro Portion: 7

Zutaten für 6 Portionen:

➤ 250 ml Mandelmilch
➤ 140 g Mandeln, gemahlen
➤ 6 Erdbeeren
➤ 3 EL Chiasamen
➤ 60 g Haferflocken
➤ 5 EL Xylit
➤ 1 EL Rohkakao
➤ 1 TL Zimt
➤ 1 TL gemahlene Vanille

Zubereitung:

1. Als Erstes die Chiasamen in der Mandelmilch quellen lassen.
2. Währenddessen Haferflocken, Mandeln, Kakao, Xylit, Vanille und Zimt in eine Rührschüssel geben und vermengen.
3. Anschließend den Backofen auf 180 °C vorheizen und eine Muffinform leicht einfetten.
4. Nun die Chiamischung zu dem Haferflockengemisch geben und gut verkneten. Den Teig auf die Muffinformen aufteilen und jeweils eine Erdbeere vorsichtig hineindrücken.
5. Zum Schluss die Muffins für 30 Minuten goldgelb ausbacken.

Mandel-Möhren-Muffins

Nährwerte pro Portion: 165 kcal, 5 g KH, 6 g EW, 13 g FE

Punkte pro Portion: 4

Zutaten für <u>12 Portionen:</u>

➢ 180 g Mandeln, gemahlen
➢ 60 g Haselnüsse, gemahlen
➢ 2 Möhren
➢ 4 Eier
➢ 100 g Xylit
➢ 1 TL Zimt

Zubereitung:

1. Zunächst den Backofen auf 200 °C vorheizen und eine Muffinform leicht einfetten.
2. Nun die Möhren schälen und fein raspeln.
3. Anschließend die Eier trennen und das Eiweiß in einem hohen Rührgefäß steif schlagen.
4. Das Eigelb mit dem Xylit in eine Rührschüssel geben und schaumig schlagen. Haselnüsse, Möhren und Zimt hineingeben und vermengen. Den Eischnee hinzufügen und vorsichtig unterheben.
5. Im Anschluss den Teig in die vorbereiteten Förmchen geben und für 20-25 Minuten backen.

Blaubeer-Muffins

Nährwerte pro Portion: 133 kcal, 7 g KH, 3 g EW, 10 g FE

Punkte pro Portion: 5

Zutaten für <u>12 Portionen:</u>

➤ 125 g Blaubeeren
➤ 100 g Butter
➤ 100 g Xylit
➤ 50 g Kokosmehl
➤ 50 g Goldleinsamenmehl
➤ 30 g Whey-Protein
➤ 5 EL Wasser
➤ 3 TL Backpulver
➤ 2 Eier

Zubereitung:

1. Zuerst den Backofen auf 170 °C vorheizen und die Muffinform einfetten.
2. Anschließend Kokosmehl, Goldleinsamen, Whey-Protein, Xylit und Backpulver in eine Rührschüssel geben und vermengen.
3. Die Butter in einen Topf geben und schmelzen lassen. Im Anschluss zu dem Mehlgemisch geben und mit den Händen verkneten.
4. Die Eier in eine weiter Schüssel schlagen und verquirlen. Zusammen mit dem Wasser zum Teig geben und nochmals durchmengen.
5. Die Blaubeeren verlesen, putzen und unter den Teig heben. Den Teig in die vorbereiteten Förmchen geben.
6. Zum Schluss die Muffins für 15 Minuten fertig backen.

Apfel-Muffins

Nährwerte pro Portion: 205 kcal, 8 g KH, 9 g EW, 15 g FE

Punkte pro Portion: 5

Zutaten für <u>12 Portionen:</u>

- ➢ 250 g Mandeln, gemahlen
- ➢ 250 g Magerquark
- ➢ 100 g Xylit
- ➢ 4 Eier
- ➢ 2 Äpfel
- ➢ 2 EL neutrales Pflanzenöl
- ➢ 1 TL Zimt
- ➢ ½ Pck. Backpulver
- ➢ 1 Prise Salz
- ➢ Mark einer Vanilleschote

Zubereitung:

1. Für die Apfel-Muffins wird zunächst der Backofen auf 180 °C vorgeheizt und die Muffinform leicht eingefettet.
2. Anschließend Eier, Xylit und Öl in eine Rührschüssel geben, schaumig schlagen und den Quark untermengen.
3. Im Anschluss die Mandeln zusammen mit Backpulver, Zimt und Salz vermengen und nach und nach zur Eiermischung geben. Alles gut vermischen und das Vanillemark einrühren.
4. Nun die Äpfel schälen, entkernen und in Stücke schneiden. Die Apfelstückchen unter den Teig heben und diesen anschließend in den Muffinförmchen verteilen.
5. Fertig gebacken werden die Muffins in 20-25 Minuten.

Brownies

Brownies stehen in Ihrer geschichtsträchtigen Laufbahn für Schokolade pur! Sie werden in einer Backform in den Ofen gegeben und nach der Backzeit entnommen. Nun werden sie nach eigenem Ermessen auf eine bestimmte Größe zurechtgeschnitten. Et voilà: So einfach gelingt das Browniemachen! Natürlich müssen vorher die Zutaten präpariert und schließlich miteinander vermischt werden, doch Sie werden sehen, dass die Zubereitung der Brownies denkbar leicht ist.

Was also ist in diesem Kapitel so besonders, wenn doch die Zubereitung der Brownies ein Kinderspiel ist?

Um für Sie Mehrwerte und den stark erhofften „Aha!"-Effekt zu erzeugen, werden in der Wahl der Zutaten Wege eingeschlagen, die für die in Konditoreien und Bäckereien erhältlichen Brownies untypisch sind. Dazu trägt einerseits bereits der Zuckerersatz durch Xylit bei, wodurch ein dezenter kühlender Nacheffekt verbleibt. Andererseits wurden den Brownies gesunde Lebensmittel zugefügt:

- ▶ Walnüsse

- ▶ Avocado

- ▶ Mandeln

Dies sind nur einige der Beispiele dafür, was Sie geschmacklich erwartet. Wirklich wissen werden Sie es nur, wenn Sie es ausprobieren. Viel Erfolg dabei!

Walnuss-Brownies

Nährwerte pro Portion: 227 kcal, 18 g KH, 6 g EW, 14 g FE

Punkte pro Portion: 8

Zutaten für 12 Portionen:

- ➤ 425 g Kidneybohnen
- ➤ 120 g Xylit
- ➤ 50 g Mandeln, gemahlen
- ➤ 3 Eier
- ➤ 3 EL Kokosöl
- ➤ 2 EL neutrales Pflanzenöl
- ➤ 150 g Xucker Chocolate Drops
- ➤ 50 g Rohkakao
- ➤ 1 TL Vanilleextrakt
- ➤ ½ TL Backpulver
- ➤ 1 TL Kaffeepulver
- ➤ eine Handvoll Walnüsse

Zubereitung:

1. Zunächst den Backofen auf 175 °C vorheizen und eine Backform (20*20 cm) einfetten.
2. Anschließend 100 g Xucker Chocolate Drops zusammen mit dem Kokosöl in eine Schale geben und über dem Wasserbad schmelzen lassen.
3. Die geschmolzene Schokolade zusammen mit den Bohnen in den Mixer geben und zu einer homogenen Masse vermengen.
4. Nun Xylit, Eier und Vanille hinzugeben und nochmals durchmixen.
5. Die Masse in eine Rührschüssel geben und Kaffeepulver, Kakao, Backpulver und Mandeln hinzugeben. Erneut alles gut vermengen und zum Schluss die Walnüsse und die restlichen Xucker Chocolate Drops, die vorher grob gehackt wurden, unterheben.
6. Den fertigen Teig in die Backform füllen und für 30 Minuten backen.

Vanille-Brownies

Nährwerte pro Portion: 240 kcal, 12 g KH, 11 g EW, 16 g FE

Punkte pro Portion: 8

Zutaten für <u>12 Portionen:</u>

- ➤ 200 g Xylit
- ➤ 120 g Xucker Chocolate Drops
- ➤ 100 g Butter
- ➤ 4 Eier
- ➤ 180 g Mandelmehl
- ➤ 50 g Backkakao
- ➤ 1 TL Guarkernmehl
- ➤ 1 TL Bourbon-Vanille-Aroma
- ➤ 1 TL Backpulver
- ➤ 1 Prise Salz
- ➤ 1 Prise Natron

Zubereitung:

1. Den Backofen zunächst auf 180 °C vorheizen und eine Backform (25*25 cm) einfetten.
2. Anschließend die Eier zusammen mit Xylit, Salz und Vanille schaumig schlagen.
3. Die Butter zusammen mit 70 g der Xucker Chocolate Drops in eine Schale geben und über dem Wasserbad schmelzen.
4. Nun Mandelmehl in eine weitere Schüssel füllen und die restlichen Zutaten hinzugeben. Nach und nach Schoko- und Eimasse hineingeben und verkneten.
5. Den fertigen Teig in die vorbereitete Backform füllen und mit den restlichen Schokoladendrops bestreuen.
6. Zum Schluss die Brownies für 25 Minuten im Ofen backen.

Avocado-Brownies

Nährwerte pro Portion: 250 kcal, 14 g KH, 6 g EW, 18 g FE

Punkte pro Portion: 8

Zutaten für <u>12 Portionen:</u>

- ➣ 2 reife Avocados
- ➣ 200 g Xucker Chocolate Drops
- ➣ 240 g Xylit
- ➣ 3 Eier
- ➣ 50 ml Milch, fettarm, 1,5 %
- ➣ 50 g Mandelmehl
- ➣ 40 g Backkakao
- ➣ 2 TL Vanilleextrakt
- ➣ 1 TL Backpulver
- ➣ 1 Prise Salz

Zubereitung:

1. Den Backofen zunächst auf 175 °C vorheizen und eine Backform (ca. 25*25 cm) einfetten.
2. Die Xucker Chocolate Drops grob zerkleinern, in eine Schale geben und über dem Wasserbad schmelzen.
3. Anschließend die Avocados halbieren, den Stein entfernen und das Fruchtfleisch mit einem Löffel aus der Schale lösen. Dieses in eine Schüssel geben und mit einer Gabel zerdrücken. Die Schokolade hinzugeben und mit einem Handrührgerät vermengen.
4. Im Anschluss die Eier zusammen mit Xylit, Vanilleextrakt und Salz hinzugeben und vermischen.
5. Backpulver und Kakaopulver vermischen und über den Teig sieben. Ebenfalls untermengen und zum Schluss noch Milch und Mandelmehl hinzufügen und den Teig gut verkneten.
6. Den fertigen Teig in die Backform geben und für 30-35 Minuten backen.

Mandel-Brownies

Nährwerte pro Portion: 194 kcal, 7 g KH, 10 g EW, 14 g FE

Punkte pro Portion: 7

Zutaten für <u>12 Portionen:</u>

- ➤ 150 g Mandelmehl
- ➤ 120 g Xylit
- ➤ 100 g Butter
- ➤ 70 g Xucker Chocolate Drops
- ➤ 50 g Backkakao
- ➤ 4 Eier
- ➤ 1 TL Backpulver
- ➤ 1 Prise Salz

Zubereitung:

1. Die Xucker Chocolate Drops grob zerkleinern, in eine Schale geben, die Butter hinzugeben und beides über dem Wasserbad schmelzen.
2. Währenddessen den Backofen auf 180 °C vorheizen eine Backform (23*23 cm) leicht einfetten.
3. Anschließen Mandelmehl, Backpulver, Kakao und Salz in eine Rührschüssel geben und vermischen.
4. Die Eier zur geschmolzenen Schokolade geben und schaumig schlagen. Nach und nach die Mehlmischung unterrühren und den fertigen Teig in die vorbereitete Backform füllen.
5. Die Brownies für 180 Minuten im Ofen backen.

Schoko-Nuss-Brownies

Nährwerte pro Portion: 217 kcal, 10 g KH, 7 g EW, 16 g FE

Punkte pro Portion: 8

Zutaten für <u>12 Portionen:</u>

- ➢ 200 g Xylit
- ➢ 100 g Walnusskerne
- ➢ 85 g Butter
- ➢ 60 g Backkakao
- ➢ 75 g Mandelmehl
- ➢ 45 g Xucker Chocolate Drops
- ➢ 3 Eier
- ➢ 1 EL Backpulver

Zubereitung:

1. Zunächst den Backofen auf 170 °C vorheizen und eine Backform (20*20 cm) einfetten.
2. Anschließend die Eier trennen und das Eiweiß steif schlagen.
3. Die Butter zusammen mit den Xucker Chocolate Drops in eine Schale geben und über dem Wasserbad schmelzen.
4. Im Anschluss die Butter-Schoko-Masse in eine Schüssel geben und Kakaopulver untermischen.
5. Den Eischnee vorsichtig unterheben und Eigelb, Backpulver, Mandelmehl und Xylit untermischen.
6. Nun die Walnusskerne grob hacken und ebenfalls unter den Teig mischen. Den dann fertigen Teig in die Backform geben und für 20 Minuten backen.

Kuchen

Stellen Sie sich darauf ein, eine grundlegend neue Definition der Speise „Kuchen" zu erleben! Alles, was Sie bis heute über Kuchen zu wissen glaubten, wird sich um 180 Grad wenden. An interessanten Erfahrungen wird es Ihnen mit den folgenden 10 Rezepten nicht mangeln! Zugegebenermaßen sind unter den Rezepten auch sehr bekannte Kuchensorten wie der Christstollen, Marmorkuchen, Apfelkuchen und Schokoladenkuchen aufzufinden. Sie sollen schließlich einen sicheren Hafen ansteuern können, wenn es Ihnen bei den anderen Rezepten zu extravagant wird …

Welche Extravaganz kommt denn auf Sie zu?

Im Wesentlichen handelt es sich dabei zwar um keine exotischen Zutaten, aber solche, die eher seltener für Kuchen Verwendung finden oder komplett untypisch sind. Die wohl ausgefallensten Varianten, die Ihnen dieses Kapitel bietet, sind der Birnen-Cheesecake sowie der Fanta-Kuchen – mit Fanta Zero natürlich, damit es zuckerfrei bleibt! Hört sich der Fanta-Kuchen zu gewagt an? Wer kann das schon wissen: Probieren Sie es aus, nur Mut! Des Weiteren sind mit dem Bananenkuchen und dem Zwetschgen-Kuchen weitere eher seltene Kuchensorten vertreten.

Finden Sie Ihr neues Highlight unter den zehn Rezepten!

Bananenkuchen

Nährwerte pro Portion: 200 kcal, 28 g KH, 3 g EW, 8 g FE

Punkte pro Portion: 6

Zutaten für <u>12 Portionen:</u>

➢ 4 reife Bananen
➢ 300 g Mehl
➢ 125 g Xylit
➢ 100 g Butter
➢ 1 Ei
➢ 1 TL Backpulver
➢ 1 Prise Vanille
➢ 1 Prise Salz

Zubereitung:

1. Als Erstes die Butter in eine Rührschüssel geben und mit Xylit, Salz und dem Ei schaumig schlagen.
2. Anschließend die Banane schälen, kleinschneiden und in einer Schale mit einer Gabel zerdrücken. Mit Vanille vermengen und zu der Buttermischung geben.
3. Nun noch Mehl und Backpulver in die Schüssel geben und alles zu einem homogenen Teig verarbeiten.
4. Eine Kastenform leicht einfetten und den Teig hineingeben. Den Kuchen für 45 Minuten bei 175 °C backen.

Birnenkuchen

Nährwerte pro Portion: 123 kcal, 11 g KH, 9 g EW, 5 g FE

Punkte pro Portion: 3

Zutaten für <u>12 Portionen:</u>

- ➢ 200 g Magerquark
- ➢ 100 g Mandelmehl
- ➢ 150 g Xylit
- ➢ 50 g Mandeln, gemahlen
- ➢ 3 Eier
- ➢ 3 Birnen
- ➢ 1 TL Zimt

Zubereitung:

1. Zunächst den Backofen auf 180 °C vorheizen und eine Springform leicht buttern und mehlen.
2. Anschließend die Eier in eine Rührschüssel schlagen und zusammen mit dem Xylit schaumig schlagen.
3. Nun den Magerquark zur Eimasse geben und unterrühren.
4. Zum Schluss noch Mandelmehl, Mandeln und Zimt hinzugeben und alles zu einem geschmeidigen Teig verarbeiten.
5. Diesen Teig in die vorbereitete Springform geben.
6. Die Birnen waschen, vierteln, entkernen und in Scheiben schneiden, die dann kreisrund auf dem Teig verteilt werden.
7. Den Kuchen für 40 Minuten im Ofen backen.

Fantakuchen

Nährwerte pro Portion: 347 kcal, 25 g KH, 9 g EW, 23 g FE

Punkte pro Portion: 11

Zutaten für <u>12 Portionen</u> :

➢ 150 g Mandeln, gemahlen
➢ 150 ml Distelöl
➢ 150 g Dinkelmehl
➢ 150 g Xylit
➢ 200 ml Fanta Zero
➢ 4 Eier
➢ 1 Pck. Backpulver
➢ 300 g Magerquark
➢ 200 g Cremefine
➢ 150 g Xylit
➢ 1 Dose Mandarinen (ohne Zucker)

Zubereitung:

1. Zunächst den Backofen auf 200 °C vorheizen und ein Backblech mit Backpapier auslegen.
2. Anschließend Mehl, Mandeln, Xylit, Eier, Öl und Backpulver in eine Rührschüssel geben und verkneten. Nach und nach während des Rührens die Fanta einfließen lassen.
3. Nun den Teig auf dem Backblech verteilen und für 15 Minuten backen. Danach den Kuchen abkühlen lassen.
4. Währenddessen Cremefine steif schlagen und vorsichtig mit Quark und Xylit vermengen. Die Mandarinen abtropfen lassen und unterheben.
5. Die Quarkmasse auf dem ausgekühlten Kuchen verteilen und den fertigen Kuchen bis zum Verzehr kaltstellen.

Marmorkuchen

Nährwerte pro Portion: 260 kcal, 28 g KH, 6 g EW, 12 g FE

Punkte pro Portion: 9

Zutaten für <u>12 Portionen</u> :

- 280 g Xylit
- 150 ml Buttermilch
- 125 g Butter, weich
- 280 g Weizenmehl
- 50 g Backkakao
- 6 Eiweiße

- 1 TL Bourbon-Vanille
- ½ Pck. Backpulver
- 2 EL Rum
- etwas Zitronenabrieb
- 6 Eigelbe

Zubereitung:

1. Zuerst den Backofen auf 160 °C vorheizen und eine Gugelhupfform leicht einfetten.
2. Anschließend die Butter mit 50 ml Buttermilch, Vanillepulver, Zitronenabrieb, Rum und 160 g Xylit in eine Rührschüssel geben und schaumig schlagen.
3. Nun die Eigelbe nacheinander unter ständigem Rühren zur Buttermischung geben.
4. Die Eiweiße in ein hohes Rührgefäß geben, 120 g Xylit hinzugeben und steif schlagen.
5. Danach noch das Mehl mit dem Backpulver mischen und die restliche Buttermilch erwärmen. Nacheinander Mehlmischung und Buttermilch zur Buttermischung geben und alles zu einem homogenen Teig verarbeiten. Dies am besten mit einem Holzlöffel, damit der Teig schön fluffig wird. Bitte kein Handrührgerät oder den Mixer benutzen.
6. Die Hälfte des Teiges in eine zweite Schüssel geben und mit dem Kakaopulver vermengen, so dass ein dunkler Teig entsteht.
7. Anschließend zunächst den hellen Teig in die Backform füllen und den dunklen Teig darübergeben. Mit einer Gabel den dunklen Teig mit spiralförmigen Bewegungen unter den hellen heben. So entsteht das typische Marmormuster.
8. Den Kuchen für 60 Minuten backen. Ob er fertig ist, wird am besten mit der Stäbchenprobe getestet.

Christstollen

Nährwerte pro Portion: 230 kcal, 9 g KH, 14 g EW, 14 g FE

Punkte pro Portion: 8

Zutaten für 12 Portionen:

➢ 250 g Mandelmehl
➢ 125 g Quark (20 %)
➢ 100 g Mandeln, gehackt
➢ 90 g Butter
➢ 90 g Xylit
➢ 50 g Rosinen
➢ 1 Ei
➢ 1 Pck. Backpulver
➢ ½ TL Guarkernmehl
➢ ½ TL Bourbon-Vanille
➢ etwas Rumaroma
➢ etwas Puderxucker

Zubereitung:

1. Als Erstes den Backofen auf 160 °C vorheizen und ein Backblech mit Backpapier auslegen.
2. In der Zwischenzeit das Xylit zusammen mit der Butter und dem Ei schaumig schlagen.
3. Anschließend Quark, Rumaroma und Bourbon-Vanille untermengen.
4. In einer weiteren Schüssel Mandelmehl zusammen mit Backpulver und Guakernmehl vermischen und nach und nach unter die Buttermischung rühren. Mandeln und Rosinen unter den Teig heben.
5. Nun aus dem fertigen Teig einen Stollen formen und diesen auf das Backblech legen. Für 60 Minuten im Ofen backen.
6. Zum Schluss den ausgekühlten Christstollen noch mit Puderxucker bestreuen.

Birnen-Cheesecake

Nährwerte pro Portion: 102 kcal, 8 g KH, 7 g EW, 5 g FE

Punkte pro Portion: 3

Zutaten für <u>12 Portionen</u>:

- ➢ 500 g Magerquark
- ➢ 200 g Schmand
- ➢ 60 g Xylit
- ➢ 3 Birnen
- ➢ 2 Eier
- ➢ 4 TL Zitronensaft
- ➢ 2 EL Johannisbrotkernmehl
- ➢ 1 TL Zitronenabrieb

Zubereitung:

1. Zuerst wird der Backofen auf 175 °C vorgeheizt und eine Springform mit Backpapier ausgelegt.
2. Anschließend die Birnen schälen, vierteln, entkernen und in Spalten schneiden.
3. 100 ml Wasser in einen kleinen Topf geben und die Birnen darin für 8 Minuten kochen.
4. Währenddessen die Eier trennen und das Eiweiß zusammen mit dem Xylit steif schlagen.
5. In einer weiteren Schüssel Quark, Schmand, Eigelb, Zitronensaft und -abrieb sowie das Johannisbrotkernmehl verkneten. Anschließend den Eischnee unterheben.
6. Nun die Birnen aus dem Wasser nehmen und in der Springform verteilen. Die Quarkmasse darübergeben und für 40 Minuten backen. Nach 30 Minuten die Temperatur auf 200 °C erhöhen, damit die Oberseite schön braun wird.
7. Zum Schluss den Kuchen aus der Form lösen und abkühlen lassen.

Zwetschgen-Kuchen

Nährwerte pro Portion: 387 kcal, 22 g KH, 10 g EW, 28 g FE

Punkte pro Portion: 11

Zutaten für <u>12 Portionen:</u>

- ➢ 350 g Haselnusskerne, gemahlen
- ➢ 200 g Butter, halbfett, zimmerwarm
- ➢ 100 g Xylit
- ➢ 50 g Haselnusskerne, gehackt
- ➢ 2 kg Zwetschgen
- ➢ 8 Eiweiße
- ➢ 8 Eigelbe
- ➢ Mark einer halben Vanilleschote
- ➢ 1 TL Backpulver
- ➢ 1 Prise Zimt
- ➢ 1 Prise Salz

Zubereitung:

1. Zunächst den Backofen auf 180 °C vorheizen und ein Backblech mit Backpapier auslegen.
2. Die Zwetschgen waschen, den Stein entfernen und vierteln.
3. Anschließend die Butter zusammen mit dem Xylit schaumig schlagen und das Mark der Vanilleschote sowie das Salz hinzufügen.
4. Die Eiweiße in ein hohes Rührgefäß geben und steif schlagen.
5. Im Anschluss die Eigelbe hinzugeben und 30 Sekunden untermengen. Nun noch Haselnüsse und Backpulver untermischen. Den Eischnee vorsichtig unterheben.
6. Den Teig auf dem Backblech verteilen und die Zwetschgen darauf verteilen.
7. Den Kuchen für 30 Minuten backen und zum Schluss noch mit Zimt bestreuen.

Apfelkuchen

Nährwerte pro Portion: 355 kcal, 30 g KH, 6 g EW, 26 g FE

Punkte pro Portion: 10

Zutaten für <u>12 Portionen:</u>

- ➢ 250 g Butter, halbfett, zimmerwarm
- ➢ 180 g Weizenmehl
- ➢ 125 g Xylit
- ➢ 125 g Erythrit
- ➢ 600 g Äpfel, säuerlich
- ➢ 70 g Mandelmehl
- ➢ 6 Eier
- ➢ 2 TL Backpulver
- ➢ 1 Vanilleschote
- ➢ 100 g Mandeln, gehobelt
- ➢ 100 g Xylit
- ➢ 100 g Butter, halbfett

Zubereitung:

1. Zunächst den Backofen auf 180 °C vorheizen und ein Backblech mit Backpapier auslegen.
2. Die Äpfel schälen, entkernen und in dünne Spalten schneiden.
3. Anschließend die Butter zusammen mit Xylit und dem Mark der Vanilleschote schaumig schlagen. Nacheinander die Eier hinzugeben und unterrühren.
4. Nun Weizen- und Mandelmehl zusammen mit dem Backpulver hinzugeben und alles zu einem homogenen Teig verkneten.
5. Zum Schluss noch die Apfelspalten untermengen.
6. Den fertigen Teig auf das Backblech geben und für 30 Minuten backen.
7. In der Zwischenzeit 100 g Butter, Xylit und Mandeln in einen Topf geben und so lange erwärmen, bis die Butter komplett geschmolzen ist.
8. Nach Ende der Garzeit den Kuchen aus dem Ofen nehmen und mit der Butter-Mandel-Mischung bestreichen.
9. Im Anschluss den Kuchen nochmals für 15-20 Minuten backen und vor dem Verzehr gut abkühlen lassen.

Schokoladenkuchen

Nährwerte pro Portion: 220 kcal, 15 g KH, 4 g EW, 19 g FE

Punkte pro Portion: 6

Zutaten für <u>12 Portionen:</u>

- ➤ 300 g Zucchini, gerieben
- ➤ 100 g Haselnüsse, gemahlen
- ➤ 100 g Xylit
- ➤ 100 g Butter
- ➤ 35 g Mandelmehl
- ➤ 30 g Kakaopulver, ungezuckert
- ➤ 3 Eier
- ➤ ½ TL Guakernmehl
- ➤ 1 Prise Salz

Zubereitung:

1. Zunächst wird der Backofen auf 180 °C vorgeheizt und eine Springform (24 cm) mit Backpapier ausgelegt.
2. Anschließend die Butter in der Mikrowelle schmelzen und abkühlen lassen.
3. Die Eier in eine Rührschüssel schlagen und zusammen mit Xylit und Salz schaumig schlagen.
4. Danach Mandelmehl, Haselnüsse, Guarkernmehl und Kakaopulver in einer zweiten Schüssel vermengen und nach und nach unter die Eimasse mischen. Auch die Zucchini hinzugeben und unterrühren.
5. Den fertigen Teig in die Springform füllen und für 40 Minuten backen. Mit der Stäbchenprobe testen, ob der Kuchen fertig ist.

Haselnuss-Möhren-Kuchen

Nährwerte pro Portion: 327 kcal, 11 g KH, 7 g EW, 28 g FE

Punkte pro Portion: 11

Zutaten für 12 Portionen:

➤ 350 g Haselnüsse, gemahlen
➤ 130 g Xylit
➤ 80 g Butter
➤ 50 g Dinkelmehl
➤ 40 g Sonnenblumenöl
➤ 2 Möhren
➤ 1 Pck. Backpulver
➤ 1 Prise Zimt
➤ 4 Eier

Zubereitung:

1. Als Erstes die Eier trennen und das Eiweiß in einem hohen Rührgefäß steif schlagen.
2. In einer Schüssel das Eigelb zusammen mit Butter und Xylit schaumig schlagen.
3. Anschließend Öl zur Eigelbmasse geben und vermischen.
4. Dinkelmehl, Haselnüsse und Backpulver hinzugeben und alles gut verkneten.
5. Nun die Möhren schälen und fein raspeln. Diese ebenfalls zum Teig geben und untermischen.
6. Zum Schluss noch den Eischnee unterheben und den Teig mit Zimt würzen.
7. Den Teig in die vorbereitete Springform füllen und für 40 Minuten bei 180 °C backen.

Torten

Haben Sie schon den perfekten Anlass für Ihre erste Xylit-Torte gefunden? Besuch der Schwiegereltern, gemeinsames Backen mit der Familie oder für eine Hochzeit oder einen Geburtstag? Tatsächlich sind Torten bei großen oder besonderen Festlichkeiten üblich. Doch das erste Mal mit Xylit zu backen, ist eine neue Herausforderung. Deswegen fangen wir mit recht einfachen Rezepten an.

Hierfür liefern die folgenden zehn Rezepte für Torten Ihnen ein solides Fundament: Um zu üben und irgendwann den Dreh so weit raus zu haben, dass Sie nach Belieben selbst Torten in Eigenkreation mit dem Zusatz von Xylit kreieren können. Neben den üblichen Sorten wie der Erdbeer- und Himbeer-Torte begegnen Ihnen in diesem Kapitel etwas Speziellere, wie z. B. die Frischkäsetorte und der Karottenwürfel. Da eine Torte ein großes Unterfangen ist und viel Mühe in der Küche erfordert, ist angeraten, zuerst die Rezepte auszuprobieren, die Ihnen bereits beim Blick auf die Zutaten zusagen. Mit den positiven Erfahrungen im Rücken können Sie sich dann an die weiteren Rezepte für Xylit-Torten heranwagen. Am Ende der zehn Rezepte werden Sie eine Sammlung zur Hand haben, mit der Sie sogar Gäste bei größeren Anlässen mit zuckerfreien aber umso köstlicheren Torten beeindrucken können!

Spüren Sie Nervenflattern oder Vorfreude bei der großen Herausforderung, sich an den Torten zu versuchen? Was auch immer es ist: Wandeln Sie es in Produktivität und himmlisch leckere Torten um!

Erdbeertorte

Nährwerte pro Portion: 187 kcal, 18 g KH, 14 g EW, 6 g FE

Punkte pro Portion: 4

Zutaten für <u>12 Portionen:</u>

- ➢ 500 g Magerquark
- ➢ 500 g Erdbeeren
- ➢ 400 g Frischkäse, fettarm
- ➢ 80 g Xylit
- ➢ 6 Blatt Gelatine
- ➢ 120 g Dinkelmehl
- ➢ 80 g Mandeln, gemahlen
- ➢ 50 g Xylit
- ➢ 5 EL Milch, fettarm, 1,5 %
- ➢ 4 Eier
- ➢ 1 TL Backpulver
- ➢ 1 Prise Salz

Zubereitung:

1. Zunächst den Backofen auf 180 °C vorheizen und ein Backblech mit Backpapier auslegen.
2. Anschließend Dinkelmehl, Mandeln, 50 g Xylit, Backpulver und Salz in einer Schüssel vermengen.
3. Danach die Eier trennen und das Eiweiß steif schlagen.
4. Das Eigelb zu den trockenen Zutaten in die Schüssel geben und untermischen. Den Eischnee vorsichtig unterheben.
5. Nun den fertigen Teig auf dem vorbereiteten Backblech verteilen und für 12 Minuten backen.
6. Nach Ende der Backzeit den Biskuitboden aus dem Ofen nehmen und abkühlen lassen.
7. Währenddessen die Erdbeeren putzen und das Grün entfernen. 150 g der Erdbeeren kleinschneiden und im Mixer pürieren. Die restlichen Erdbeeren in Scheiben schneiden.
8. Das Erdbeerpüree mit Quark, Frischkäse und Xylit in eine Schüssel geben und vermischen.
9. Anschließend die Gelatine 5 Minuten einweichen. Einen Schluck Wasser in einen Topf geben und die Gelatine darin bei mittlerer Wärmezufuhr unter ständigem Rühren auflösen.
10. Im Anschluss einen Esslöffel der Quarkcreme in den Topf geben und die Gelatine unterrühren. Diese Mischung unter die restliche Creme rühren und diese bis zur Fertigstellung der Torte in den Kühlschrank stellen.

11. Nachdem der Boden ausgekühlt ist, diesen mit Hilfe einer Schüssel rund ausschneiden. Einen zweiten Kreis etwas kleiner schneiden.

12. Mit den Erdbeerscheiben die Schüssel auslegen, mit der der erste Kreis geschnitten wurde. Die Erdbeeren sollten den kompletten Rand und Boden auskleiden.

13. Jetzt ein Drittel der Creme in die Schüssel geben und dann den kleinen Tortenboden hineingeben.

14. Anschließend den Rest der Creme hineingeben und den großen Boden auflegen.

15. Zum Schluss die Schüssel nur noch stürzen und fertig ist die Torte.

Himbeertorte

Nährwerte pro Portion: 178 kcal, 12 g KH, 8 g EW, 10 g FE

Punkte pro Portion: 7

Zutaten für <u>12 Portionen:</u>

- 500 g Quark, 20 %
- 400 g Cremefine
- 210 g Xylit
- 200 g Himbeeren, tiefgekühlt, zerkleinert
- 60 g Mandelmehl
- 30 g Kokosmehl
- 3 Eier
- 8 Blatt Gelatine
- 1 EL Zitronensaft
- 1 TL Backpulver
- 1 TL Johannisbrotkernmehl

Zubereitung:

1. Als Erstes die Eier in eine Schüssel schlagen und mit 60 g Xylit so lange schaumig rühren, bis die Masse sehr hell geworden ist. Das dauert ungefähr 15 Minuten.
2. In einer zweiten Schüssel Mandelmehl, Kokosmehl, Johannisbrotkernmehl und Backpulver vermengen und in die Eimasse sieben und unterrühren.
3. Eine Springform (26 cm) mit Backpapier auskleiden und den Teig hineinfüllen. Diesen für 25 Minuten bei 150 °C backen und anschließend auskühlen lassen.
4. In der Zwischenzeit den Quark in eine Schüssel geben und mit Xylit und Zitronensaft vermischen.
5. Die Gelatine in Wasser einweichen, ausdrücken und in einem Topf bei mittlerer Wärmezufuhr auflösen. Dabei ständig rühren.
6. Anschließend einen Esslöffel der Quarkcreme zur Gelatine geben und verrühren. Diese Masse in die Rührschüssel geben und unter die restliche Quarkcreme mengen.
7. Nun Cremefine in ein hohes Rührgefäß geben und steif schlagen. Die Sahne und die Himbeeren ebenfalls unter die Creme heben und auf den Boden geben, um den ein Tortenring befestigt wurde.
8. Die fertige Torte für ca. 2 Stunden kaltstellen, bevor sie serviert wird.

Schoko-Vanille-Torte

Nährwerte pro Portion: 339 kcal, 9 g KH, 11 g EW, 28 g FE

Punkte pro Portion: 9

Zutaten für <u>12 Portionen:</u>

- 200 g Mandeln, gemahlen
- 100 g Kokosmehl
- 100 g Butter, flüssig
- 100 ml Buttermilch
- 120 g Xylit
- 5 Eier
- 2 Prise Salz
- 2 TL Vanilleextrakt
- 1 TL Backpulver
- 300 g Frischkäse, fettarm
- 2 Avocados
- 6 TL Kakao ohne Zucker

Zubereitung:

1. Zuerst den Backofen auf 200 °C vorheizen und 3 kleine Springformen mit Backpapier auslegen.
2. Anschließend die Butter mit 80 g Xylit, 1 TL Vanilleextrakt und den Eiern in eine Schüssel geben und vermengen.
3. Kokosmehl, Mandeln, Backpulver, 1 Prise Salz und Buttermilch ebenfalls hinzugeben und alles gut verkneten.
4. Nun noch das Flohsamenschalenpulver unterrühren und den fertigen Teig in die Springformen füllen.
5. Den Teig für 20 Minuten backen.
6. In der Zwischenzeit die Avocados halbieren, den Stein entfernen, das Fruchtfleisch mit einem Löffel herauslösen und in einer Schüssel zerdrücken. 100 g Frischkäse, Kakao, Salz und 30 g Xylit hinzugeben und alles fein pürieren.
7. Danach den restlichen Frischkäse zusammen mit dem restlichen Xylit und Vanilleextrakt in eine weitere Schüssel geben und ebenfalls zu einer Creme verrühren.
8. Sobald die Böden ausgekühlt sind, wird auf den ersten Boden etwas von der Vanillecreme gestrichen. Dann wird der zweite Boden aufgelegt und auch dieser mit der Creme eingestrichen.
9. Im Anschluss wird der letzte Tortenboden aufgelegt und die gesamte Torte mit der Schokoladencreme eingestrichen.

Frischkäsetorte

Nährwerte pro Portion: 279 kcal, 4 g KH, 6 g EW, 25 g FE

Punkte pro Portion: 6

Zutaten für <u>12 Portionen:</u>

➢ 100 g Mandeln, gemahlen
➢ 60 g Butter
➢ 50 g Mandeln, gehackt
➢ 25 g Xylit
➢ 60 g Erythrit
➢ 550 g Frischkäse, fettarm
➢ 300 g Joghurt, fettarm, 1,5 %
➢ 150 ml Wasser
➢ 35 g Xylit
➢ 6 Blatt Gelatine
➢ 3 EL Zitronensaft
➢ gemischte Beeren

Zubereitung:

1. Als Erstes die Butter schmelzen und je 25 g Xylit und Erythrit zu Pudersüße pulverisieren.
2. Nun Mandeln, gehackt und gemahlen, die 50 g Pudersüße und Butter in eine Schüssel geben und verrühren. Den Teig in eine Springform als Boden drücken und vorerst in den Kühlschrank stellen.
3. Im Anschluss Joghurt, Frischkäse und Zitronensaft in eine Rührschüssel geben und vermischen.
4. Die Gelatine in dem Wasser auflösen und anschließend ausdrücken.
5. Je 35 g Xylit und Erythrit zusammen mit Gelatine in einen Topf geben und bei mittlerer Wärmezufuhr so lange erwärmen, bis die Gelatine sich aufgelöst hat.
6. Einen Esslöffel der Frischkäsecreme in den Topf geben und verrühren. Dann diese Mischung zur restlichen Creme geben und unterheben. Damit keine Klümpchen entstehen, wird am besten ein Schneebesen zur Hilfe genommen.
7. Den Boden aus dem Kühlschrank nehmen und die Creme darauf verteilen. Den fertigen Kuchen vor dem Servieren mit den Beeren belegen und für mindestens 4 Stunden im Kühlschrank lagern.

Blaubeertorte

Nährwerte pro Portion: 150 kcal, 13 g KH, 9 g EW, 7 g FE

Punkte pro Portion: 4

Zutaten für <u>12 Portionen:</u>

- ➢ 125 ml Milch, fettarm, 1,5 %
- ➢ 50 g Vollkornmehl
- ➢ 50 g Xylit
- ➢ 40 g Proteinpulver
- ➢ 20 g Backkakao
- ➢ 2 Eier
- ➢ ½ Pck. Backpulver
- ➢ 250 g Magerquark
- ➢ 250 g Cremefine
- ➢ 500 g Blaubeeren
- ➢ 30 g Proteinpulver, Vanille-Geschmack
- ➢ 1 Pck. Gelatine

Zubereitung:

1. Zuerst den Backofen auf 180 °C vorheizen und eine Springform mit Backpapier auslegen.
2. Im Anschluss die Eier in eine Schüssel schlagen und mit Xylit schaumig schlagen.
3. Anschließend Milch und Backkakao untermischen und Mehl, Backpulver und Proteinpulver untermengen.
4. Den Teig in die Springform füllen und für 20 Minuten backen. Danach vollständig auskühlen lassen.
5. In der Zwischenzeit den Quark in eine Schüssel geben und mit Gelatine und Proteinpulver verrühren.
6. Die Sahne in ein hohes Rührgefäß geben und steif schlagen. Anschließend unter die Quarkmasse heben.
7. Im Anschluss die Quarkcreme auf dem Boden verteilen, mit den Blaubeeren verzieren und für mindestens 4 Stunden in den Kühlschrank stellen.

Quarktorte

Nährwerte pro Portion: 228 kcal, 6 g KH, 11 g EW, 17 g FE

Punkte pro Portion: 7

Zutaten für <u>12 Portionen:</u>

➢ 500 g Magerquark
➢ 250 g Mandeln, gemahlen
➢ 80 g Butter
➢ 75 g Xylit
➢ 1 Ei
➢ 2 Eiweiße
➢ ½ Vanilleschote

Zubereitung:

1. Den Backofen zunächst auf 190 °C vorheizen und eine Springform (25 cm) mit Backpapier auslegen.
2. Danach Mandeln, 50 g Xylit und das Ei in eine Rührschüssel geben. Die Butter in kleinen Stücken hinzugeben und mit den Händen zu einem krümeligen Teig verkneten.
3. Den Teig anschließend in die vorbereitete Springform geben und an Boden und Rand festdrücken.
4. Den Kuchenboden für 15 Minuten im Ofen backen.
5. Währenddessen den Quark zusammen mit dem restlichen Xylit und dem Mark der Vanilleschote in eine Schüssel geben und mit dem Handrührgerät für 5 Minuten verkneten.
6. Die Eiweiße in ein hohes Rührgefäß geben und steif schlagen.
7. Den fertigen Eischnee unter die Quarkmasse heben.
8. Nun den Tortenboden aus dem Backofen nehmen und die Beeren darauf verteilen, einige Beeren für die Garnitur zur Seite legen. Die Quarkmasse ebenfalls auf dem Boden verteilen und die Torte für weitere 25-30 Minuten im Ofen backen.
9. Den fertigen Kuchen zum Schluss mit den restlichen Beeren garnieren, nachdem dieser vollständig ausgekühlt ist.

Mandarinenkuchen

Nährwerte pro Portion: 65 kcal, 4 g KH, 8 g EW, 2 g FE

Punkte pro Portion: 1

Zutaten für <u>12 Portionen:</u>

➢ 500 g Magerquark
➢ 50 g Mandelmehl
➢ 2 EL Xylit
➢ 1 Dose Mandarinen, ohne Zucker
➢ ½ Pck. Backpulver
➢ 2 Eier

Zubereitung:

1. Zuerst den Backofen auf 150 °C vorheizen und eine Springform mit Backpapier auslegen.
2. Nun die Eier in eine Schüssel schlagen und zusammen mit dem Xylit schaumig schlagen.
3. Anschließend Mandelmehl und Backpulver hinzugeben und verkneten.
4. Danach den Quark zum Teig geben und nochmals gut vermischen.
5. Zum Schluss noch die Mandarinen abgießen und unter den Teig heben.
6. Die Masse in die Springform füllen und für 45-50 Minuten backen. Sollte der Kuchen zu dunkel werden, die Oberseite mit etwas Alufolie oder Backpapier abdecken.

Karottenwürfel

Nährwerte pro Portion: 140 kcal, 6 g KH, 5 g EW, 10 g FE

Punkte pro Portion: 3

Zutaten für 12 Portionen:

➢ 160 g Karotten, geraspelt
➢ 150 g Mandeln, gerieben
➢ 5 EL Xylit
➢ 4 Eier
➢ 1 EL Backkakao
➢ ½ TL Backpulver
➢ ½ TL Ingwer, frisch gerieben
➢ ½ TL Zimt
➢ eine Handvoll Karotten, geraspelt
➢ eine Handvoll Haselnüsse, geröstet
➢ etwas Xylit

Zubereitung:

1. Als Erstes den Backofen auf 170 °C vorheizen und eine eckige Kuchenform (20*30 cm) mit Backpapier auskleiden.
2. Im Anschluss die Eier in eine Schüssel schlagen und zusammen mit dem Xylit schaumig schlagen.
3. Die restlichen Zutaten, bis auf die Handvoll Möhren, Haselnüsse und etwas Xylit, ebenfalls in die Schüssel geben und alles zu einem homogenen Teig verarbeiten.
4. Den Teig in die vorbereitete Kuchenform füllen und für 40 Minuten backen.
5. Anschließend den Kuchen abkühlen lassen und zum Schluss mit Karotten, Haselnüssen und Xylit garnieren. Vor dem Servieren in Würfel schneiden.

Kokostorte

Nährwerte pro Portion: 163 kcal, 9 g KH, 7 g EW, 11 g FE

Punkte pro Portion: 7

Zutaten für <u>12 Portionen:</u>

➢ 250 g Magerquark
➢ 200 g Kokosraspeln
➢ 200 g Xylit
➢ 10 Eiweiße

Zubereitung:

1. Zunächst den Backofen auf 150 °C vorheizen und eine Springform mit Backpapier auslegen.
2. Anschließend die Eiweiße in ein hohes Rührgefäß geben und zusammen mit dem Xylit steif schlagen. Kokosraspeln und Quark in eine Rührschüssel geben und den Eischnee unterheben.
3. Den Teig in die Springform füllen und für 30 Minuten backen.

Erdbeer-Quark-Torte

Nährwerte pro Portion: 55 kcal, 5 g KH, 6 g EW, 2 g FE

Punkte pro Portion: 1

Zutaten für <u>12 Portionen:</u>

- ➢ 300 g Magerquark
- ➢ 100 g Erdbeeren
- ➢ 30 ml Sojamilch
- ➢ 50 g Kakaopulver
- ➢ 2 Eier
- ➢ 12 TL Xylit
- ➢ 1 TL Backpulver
- ➢ 5 Blatt Gelatine

Zubereitung:

1. Den Backofen zunächst auf 200 °C vorheizen und eine Backform (20*30 cm) mit Backpapier auskleiden.
2. Die Gelatine in etwas Wasser einweichen und die Eier trennen.
3. Das Eiweiß in ein hohes Rührgefäß geben und steif schlagen. Kakaopulver hinzugeben und untermischen.
4. Nun 8 TL Xylit, Eigelb und Backpulver ebenfalls zum Eischnee geben und alles gut vermengen.
5. Den fertigen Teig in die Backform füllen und für 10 Minuten backen.
6. Währenddessen die Erdbeeren waschen und kleinschneiden. Zusammen mit Quark und dem restlichen Xylit verrühren.
7. Im Anschluss die Sojamilch in einen Topf geben, die Gelatine ausdrücken und in der Sojamilch bei mittlerer Wärmezufuhr unter ständigem Rühren auflösen.
8. Die Gelatine anschließend zur Quarkmasse geben und einrühren.
9. Zum Schluss die Creme auf dem ausgekühlten Boden verteilen und für 3-4 Stunden kaltstellen.

Saucen und Dressings

Kennen Sie das, wenn an dem jeweiligen Gericht – ob Steak, Salat oder zuckerfreie Waffel – das gewisse Etwas fehlt? Womöglich schon. Die einen schaffen mit Kräutern Abhilfe, die anderen mit Gewürzen. Und ziemlich viele Personen verwenden Saucen, Dressings, Ketchup oder Sirup; einfach irgendetwas Flüssiges, was einen starken Eigengeschmack hat und das Gericht perfekt ergänzt. Aber genau das ist der Fehler, der Diäten und Zuckerentwöhnungen sabotiert. Denn oftmals sind es nicht die gegessenen Speisen, die dem Diäterfolg im Wege stehen, sondern die Saucen und Dressings …

Wussten Sie, dass Ketchup dabei nicht mal ansatzweise den Gipfel der Problematik darstellt?

Vielmehr sind es die Cocktailsaucen, Barbecue-Saucen, Dressings für Salate und weiteren fertigen Produkte, die einen weitaus höheren Zuckergehalt als Ketchup aufweisen. Deswegen folgen nun zehn Rezepte, die Ihnen erlauben, all diese Saucen, Dressings und weiteren „Toppings" ohne Zucker selbst herzustellen. Allein die ersten beiden Rezepte, sowohl der innovative Kürbisketchup als auch der gewöhnliche Tomatenketchup, zeigen, wie gewinnbringend sich Xylit in dieser Kategorie einsetzen lässt.

Viel Spaß beim Ausprobieren!

Kürbisketchup

Nährwerte pro Portion: 21 kcal, 4 g KH, 1 g EW, 0 g FE

Punkte pro Portion: 0

Zutaten <u>für 4 mittelgroße Gläser (ca. 40 Portionen)</u>:

- ➢ 700 g Kürbisfleisch
- ➢ 300 g Tomaten
- ➢ 200 g Zwiebeln
- ➢ 80 ml Essig
- ➢ 80 ml Wasser
- ➢ 75 g Xylit
- ➢ 2 Knoblauchzehen
- ➢ 10 Pfefferkörner
- ➢ Chili
- ➢ 1½ TL Curry
- ➢ ½ EL Salz
- ➢ ½ TL Kardamom

Zubereitung:

1. Für das Kürbisfleisch einen Kürbis schälen, die Kerne herauslösen und in Würfel schneiden.
2. Im Anschluss den Knoblauch schälen und fein hacken. Die Zwiebeln schälen, halbieren und fein würfeln. Die Tomaten ebenfalls kleinschneiden.
3. Alles zusammen in einen Topf geben und mit Wasser, Essig, Pfeffer, Curry und Kardamom für 45 Minuten einkochen lassen.
4. Im Anschluss die Masse fein pürieren und Xylit, Chili und Salz einrühren. Nochmals kurz aufkochen lassen und den Ketchup in die vorbereiteten Gläser füllen.

Tomatenketchup

Nährwerte pro Portion: 45 kcal, 9 g KH, 1 g EW, 0 g FE

Punkte pro Portion: 1

Zutaten für <u>1 Liter (ca. 20 Portionen)</u>:

- 2 kg Tomaten
- 250 g Rotweinessig
- 125 g Xylit
- 1 Zwiebel
- 1 Paprika, rot
- 25 g Mehl
- 3 Chilischoten, getrocknet
- 3 Zimtstangen
- ½ TL Pfefferkörner
- ½ TL Pimentkörner
- 1 Prise Salz

Zubereitung:

1. Zunächst Chili, Pfeffer, Piment und Zimt in einen Mörser geben und zerstoßen. Die Gewürze anschließend in ein Tee-Ei füllen.
2. Im Anschluss die Tomaten waschen und kleinschneiden. Die Zwiebel schälen, halbieren und fein würfeln. Die Paprika waschen, entkernen und ebenfalls würfeln.
3. Das Gemüse zusammen mit 200 ml Rotweinessig, Xylit, Salz und dem Tee-Ei in einen Topf geben und bei geringer Wärmezufuhr für 1 Stunde köcheln lassen. Dabei ab und zu umrühren.
4. Nach Ende der Garzeit das Tee-Ei herausnehmen und den Rest fein pürieren.
5. Den restlichen Rotweinessig mit dem Mehl vermischen und in die Tomatenmasse rühren. Nochmals einkochen lassen.
6. Den Ketchup noch warm in ein Glas füllen. Im Kühlschrank aufbewahrt hält er sich für ca. 3 Wochen.

Schokoladenglasur

Nährwerte pro Portion: 149 kcal, 14 g KH, 2 g EW, 9 g FE

Punkte pro Portion: 7

Zutaten für 5 Portionen:

➤ 150 g Xylit
➤ 45 g Kakaopulver, ohne Zucker
➤ 4 EL Sonnenblumenöl
➤ 2 EL Milch, fettarm, 1,5 %

Zubereitung:

1. Zunächst Milch und Öl in einen Topf geben und erhitzen.
2. In der Zwischenzeit Xylit und Kakaopulver vermischen.
3. Während des Erhitzens die Xylitmischung in die Milch rühren. Sie wird zunächst etwas klumpig und trocken, aber das ändert sich.
4. Die Masse bei mittlerer Wärmezufuhr unter ständigem Rühren schmelzen lassen, bis sich das Xylit komplett aufgelöst hat.
5. Die Schokoladenglasur gleich verwenden, da sie sehr schnell wieder fest wird. Mit ihr lassen sich zum Beispiel Kuchen gut verzieren.

Erdbeersirup

Nährwerte pro Portion: 62 kcal, 15 g KH, 0 g EW, 0 g FE

Punkte pro Portion: 2

Zutaten für 2 Portionen:

➢ 60 g Erdbeerreste (Grün mit etwas Frucht)
➢ 125 ml Wasser
➢ 60 g Xylit

Zubereitung:

1. Für den Sirup alle Zutaten in einen Topf geben und unter ständigem Rühren aufkochen, bis sich das Xylit aufgelöst hat.
2. Anschließend das Grün der Erdbeeren mit einer Gabel zerdrücken und bei niedriger Wärmezufuhr für 20 Minuten köcheln lassen.
3. Zum Schluss die Masse mit einem Pürierstab mixen, in ein Glas füllen und im Kühlschrank aufbewahren.

Zitronendressing

Nährwerte pro Portion: 298 kcal, 9 g KH, 1 g EW, 28 g FE

Punkte pro Portion: 11

Zutaten für <u>1 Portion:</u>

➤ 1 Zitrone
➤ 2 EL Olivenöl
➤ 1 EL Xylit
➤ Salz und Pfeffer
➤ Kräuter nach Belieben

Zubereitung:

1. Als Erstes die Zitrone rollen und im Anschluss auspressen.
2. Den Zitronensaft in eine Schüssel geben und mit den restlichen Zutaten vermischen.

Joghurt-Walnuss-Dressing

Nährwerte pro Portion: 59 kcal, 9 g KH, 3 g EW, 1 g FE

Punkte pro Portion: 2

Zutaten für <u>1 Portion:</u>

➢ 50 g Joghurt, fettarm, 1,5 %
➢ 10 g Senf
➢ 10 g Walnussessig
➢ 2 TL Xylit
➢ nach Belieben Salz und Kräuter

Zubereitung:

Für dieses simple aber sehr leckere Dressing alle Zutaten in ein Rührgefäß geben und vermischen.

Granatapfel-Dressing

Nährwerte pro Portion: 231 kcal, 4 g KH, 0 g EW, 23 g FE

Punkte pro Portion: 7

Zutaten für 2-3 Portionen:

➤ ½ Granatapfel
➤ 4 EL Olivenöl
➤ 1 EL Sonnenblumenöl
➤ 2 EL Rotweinessig
➤ 2 TL Xylit
➤ ½ TL Kräutersalz

Zubereitung:

1. Zuerst die Granatapfelkerne mit einem Kochlöffel aus der Schale herausklopfen. Den Saft währenddessen auffangen.
2. Die Granatapfelkerne mit Xylit, Öl, Essig und Kräutern vermischen und damit den Salat anmachen.

Salatdressing Sylter Art

Nährwerte pro Portion: 244 kcal, 8 g KH, 4 g EW, 21 g FE

Punkte pro Portion: 7

Zutaten für <u>2-3 Portionen:</u>

➤ 150 g Joghurt (10 % Fett)
➤ 4 EL Walnussöl
➤ 2 EL Essig
➤ 2 EL Dill
➤ 1 Zwiebel
➤ 1 EL Crème fraîche
➤ 1 EL Senf
➤ 1½ Msp. Xylit
➤ etwas Zitronensaft
➤ Salz und Pfeffer

Zubereitung:

Für das Dressing zunächst die Zwiebel schälen, halbieren und hacken. Die restlichen Zutaten hinzugeben und alles gut vermischen.

Scharfe Süß-Sauer-Sauce

Nährwerte pro Portion: 61 kcal, 13 g KH, 1 g EW, 0 g FE

Punkte pro Portion: 1

Zutaten für <u>4 Portionen</u>:

➣ 3 Knoblauchzehen
➣ 3 Jalapenos
➣ 1 Paprikaschote, rot
➣ 5 EL Essig
➣ 5 EL Xylit
➣ 250 ml Wasser
➣ 1 TL Salz
➣ ½ TL Konjakmehl

Zubereitung:

1. Zunächst die Paprika waschen, entkernen und klein schneiden. Die Jalapenos ebenfalls zerkleinern. Den Knoblauch schälen und hacken.
2. Das Gemüse zusammen mit Salz und Xylit in den Mixer geben und pürieren.
3. Die Masse anschließend in einen Topf geben und mit Wasser, Essig und Konjakmehl vermischen. Alles kurz aufkochen lassen und bei niedriger Wärmezufuhr für 3 Minuten weiter köcheln.
4. Die Sauce in ein Glas füllen und abkühlen lassen.

Erdnusssauce

Nährwerte pro Portion: 190 kcal, 6 g KH, 3 g EW, 17 g FE

Punkte pro Portion: 7

Zutaten für <u>1 Glas (ca. 5 Portionen)</u>:

- ➢ 250 ml Kokosmilch, fettreduziert
- ➢ 5 EL Erdnussmus
- ➢ 3 EL Zitronensaft
- ➢ 2 EL Xylit
- ➢ 1 EL Sojasauce
- ➢ 1 EL Chilisauce

Zubereitung:

1. Alle Zutaten zusammen in einen Topf geben, verrühren und kurz aufkochen lassen.
2. Anschließend bei niedriger Wärmezufuhr für 5 Minuten köcheln lassen.
3. Die fertige Sauce noch warm in ein Glas füllen.

Sonstige Nach- und Süßspeisen

Meinen Sie, dass nach unserer Reise durch nunmehr 75 Rezepte in diversen Kategorien noch immer etwas fehlt? Sind Sie interessiert daran, zu erfahren, in welchen weiteren Konstellationen sich Xylit zum Süßen einsetzen lässt? Dann bietet Ihnen dieses Kapitel die Chance, die Nach- bzw. Süßspeise zu finden, die Sie begehren.

Und was, wenn Sie nicht fündig werden sollten?

Dann informieren Sie sich auf eigene Faust oder beginnen Sie einfach damit, in gewöhnlichen Rezepten Zucker durch Xylit zu ersetzen. Im Grunde genommen verändert sich in der Praxis nichts. Es bedarf nur des Mutes zum Neuen! Haben Sie Gummibärchen vermisst? Oder verlangt es in Ihnen nach dem italienischen Klassiker Pannacotta?

Auch die letzten fünf Rezepte warten auf Ihre geschickten Hände und Ihr geschmackliches Urteil!

Apfel-Zimt-Dessert

Nährwerte pro Portion: 189 kcal, 25 g KH, 17 g EW, 2 g FE

Punkte pro Portion: 4

Zutaten für <u>2 Portionen:</u>

➢ 250 g Magerquark
➢ 2 EL Xylit
➢ 2 Äpfel
➢ 1 TL Butter
➢ etwas Frischkäse
➢ etwas Zimt

Zubereitung:

1. Zunächst die Äpfel schälen, entkernen und in Stücke schneiden.
2. Anschließend die Butter in eine Pfanne geben und schmelzen. Das Xylit hinzugeben und so lange erwärmen, bis die Butter anfängt braun zu werden. Dann die Apfelstücke hineingeben und karamellisieren lassen.
3. In der Zwischenzeit den Quark in eine Schüssel geben und mit etwas Xylit vermischen.
4. Sobald die Apfelstücke beginnen, etwas braun zu werden, eine Prise Zimt hinzugeben und nochmals für 1-2 Minuten köcheln lassen.
5. Die Apfelstücke zum Quark geben und mit etwas Frischkäse toppen.

Schokopudding

Nährwerte pro Portion: 229 kcal, 22 g KH, 8 g EW, 11 g FE

Punkte pro Portion: 7

Zutaten für <u>1 Portion:</u>

➢ 180 ml Mandelmilch
➢ 30 g Chiasamen
➢ 20 g Xylit
➢ 10 g Backkakao

Zubereitung:

1. Als Erstes die Chiasamen in einen Mixer geben und pulverisieren.
2. Im Anschluss die restlichen Zutaten ebenfalls in den Mixer geben und vermengen.
3. Den fertigen Schokopudding bis zum Verzehr in den Kühlschrank stellen.

Gummibärchen

Nährwerte pro Portion: 6 kcal, 1 g KH, 1 g EW, 0 g FE

Punkte pro Portion: 0

Zutaten für <u>45 Portionen:</u>

➤ 200 ml Wasser
➤ 100 g Magerquark
➤ 2 Pck. Sofort Gelatine
➤ 1 Pck. Götterspeise, ohne Zucker
➤ 3 EL Xylit

Zubereitung:

1. Zuerst 200 ml Wasser in einen Topf geben und zum Kochen bringen.
2. Anschließend den Topf vom Herd nehmen und Gelatine und Götterspeise einrühren. Für fünf Minuten quellen lassen.
3. Danach den Quark und das Xylit hinzugeben und vermengen.
4. Die Masse in Gummibärchenformen füllen und im Kühlschrank steif werden lassen.

Pannacotta

Nährwerte pro Portion: 227 kcal, 12 g KH, 3 g EW, 18 g FE

Punkte pro Portion: 10

Zutaten für 6 Portionen:

➢ 500 ml Cremefine
➢ 120 g Erdbeeren
➢ 105 g Xylit
➢ 50 ml Wasser
➢ 1 Vanilleschote
➢ 5 Blatt Gelatine

Zubereitung:

1. Als Erstes die Gelatine in einen Topf geben und im Wasser einweichen.
2. In einem zweiten Topf Cremefine und 70 g Xylit aufkochen lassen. Die Gelatine ausdrücken und ebenfalls zur Sahnemischung geben. So lange vorsichtig rühren, bis sich die Gelatine komplett aufgelöst hat.
3. Nun noch die Vanilleschote auskratzen und das Mark in die Sahnemischung rühren.
4. Die Pannacotta in eine Schüssel geben und in eine größere Schüssel mit Eiswasser stellen. Damit wird erreicht, dass sich die Masse schnell abkühlt, geliert und sich die Vanille nicht am Boden absetzt. Sobald sie fester wird, die Pannacotta in Dessertgläser füllen.
5. Die Dessertgläser für 4 Stunden im Kühlschrank lagern.
6. In der Zwischenzeit die Erdbeeren waschen, vierteln und in einen Topf geben. Mit 35 g Xylit und 50 ml Wasser aufkochen lassen und die Masse mit einem Stabmixer pürieren.
7. Die Erdbeersauce für weitere 5-10 Minuten einkochen, bis sie dickflüssiger geworden ist.
8. Die fertige Sauce ebenfalls auskühlen lassen und zum Schluss über die Pannacotta geben.

Kiwi-Birnen-Sorbet

Nährwerte pro Portion: 242 kcal, 54 g KH, 2 g EW, 1 g FE

Punkte pro Portion: 4

Zutaten für 4 Portionen:

➢ 200 g Xylit
➢ 200 ml Wasser
➢ 6 Kiwis
➢ 7 Birnen
➢ 1 Limette

Zubereitung:

1. Zuerst die Birnen schälen, entkernen und kleinschneiden. Die Kiwis ebenfalls schälen und würfeln.
2. Nun die Limette halbieren und auspressen. Den Saft über das Obst geben, damit es nicht braun wird.
3. Das Obst in den Mixer geben und pürieren.
4. Anschließend das Wasser zusammen mit dem Xylit in einen Topf geben und aufkochen lassen. Die Mischung so lange köcheln lassen, bis ein Sirup entstanden ist.
5. Sobald dies der Fall ist, das Fruchtpüree hinzugeben, in eine verschließbare Schüssel füllen und im Gefrierfach erkalten lassen. Nach ca. 2 Stunden sollte das Sorbet verzehrfertig sein.

Schluss

Hoffentlich konnte dieses Kochbuch Begeisterung für die Rezepte mit Xylit und für eine Zuckerreduktion wecken. Verdient hätte es sich der Zuckeraustauschstoff auf jeden Fall. Denn durch seine vielen positiven Eigenschaften, worunter allem voran die geringen Auswirkungen auf den Blutzuckerspiegel sowie die ausbleibende Förderung von Karies fallen, ist der Zuckerersatz eine vielversprechende Zutat für Personen, die süß essen, aber nicht die negativen Folgen des Zuckers in Kauf nehmen möchten. Und wer möchte das nicht? Süß essen, ohne zu sündigen!

Da Xylit jedoch ein anderer Stoff ist als der Zucker, sei an dieser Stelle nochmals darauf hingewiesen, wie wichtig es ist, dass Sie Ihre Erwartungen moderat ausfallen lassen. Jede Umstellung erfordert eine gewisse Umgewöhnung. So verhält es sich auch beim Umstieg auf Xylit. In diesem Sinne: Wenn Sie gedenken, dem Zucker zu entsagen und auf Xylit als gesünderes Süßungsmittel zu setzen, dann lassen Sie sich dabei Zeit und probieren Sie die Rezepte in aller Ruhe aus. Mit der Zeit werden Sie selbst herausfinden, was Ihnen zusagt und was nicht.

Sollten Sie dieses Buch nicht deswegen gelesen haben, um den Zucker dauerhaft durch Xylit zu ersetzen, sondern einfach nur nach neuen Rezepten für mehr Abwechslung gesucht haben, dann steht Ihnen das Beste noch bevor: Aktuell ist Xylit zwar gut erforscht und erfreut sich einer steigenden Bekanntheit in der Gesellschaft und in der Küche, aber der Zuckeraustauschstoff ist erst im Kommen. Die nächsten Jahre und Jahrzehnte werden eine größere Vielfalt an Rezepten und Erkenntnissen über Xylit mit sich bringen. Daher gehören Sie, wenn Sie heute schon Xylit in der Küche verwenden, gewissermaßen zu den Pionieren der Xylit-Nutzung; und das will schon was heißen!

Neben dem Xylit warten mit Erythrit, welches beispielsweise fast gar keine Kalorien enthält, und dem Süßstoff Stevia, welcher als Pflanze und in Pulverform erhältlich ist, zahlreiche weitere Zuckeralternativen auf Sie zum Auskundschaften. Es kristallisiert sich zunehmend heraus, dass Zucker absolut entbehrlich ist. Nutzen Sie die Rezeptvielfalt und die Anreize zur gesünderen Süße aus diesem Buch und bleiben Sie offen für Neues!

Gratis-Bonusheft

Vielen Dank noch einmal für den Erwerb dieses Buches. Als zusätzliches Dankeschön erhalten Sie von mir ein E-Book, als Bonus und völlig gratis.

Dieses beinhaltet eine noch umfassendere Behandlung der vielen Zuckerfallen, die uns in unserer täglichen Ernährung begegnen und deren wir uns oft gar nicht bewusst sind. Das Bonusheft zeigt diese nicht nur auf, sondern liefert auch geeignete und attraktive Alternativen.

Sie können das Bonusheft folgendermaßen erhalten:

Um die geheime Download-Seite aufzurufen, öffnen Sie ein Browserfenster auf Ihrem Computer oder Smartphone und geben Sie Folgendes ein: zucker.tanjaludwig.com

Sie werden dann automatisch auf die Download-Seite geleitet.

Bitte beachten Sie, dass dieses Bonusheft nur für eine begrenzte Zeit zum Download verfügbar ist.

www.ingramcontent.com/pod-product-compliance
Lightning Source LLC
Chambersburg PA
CBHW080600030426

42336CB00019B/3263